Enjeux et risques à l'adolescence dans l'Océan indien

Trajectoires, mouvements, changements dans le sous-continent indien

Coll. dirigée par Brigitte Tison

Cette collection est destinée à décrire, analyser, développer les mouvements de populations originaires du Sous-Continent indien ainsi que la population du sud-est Asie, de la Chine, des îles. Les raisons de ces mouvements de populations sont multiples tant économiques que religieuses ou guerrières. Parmi ces populations, nous ferons une place aux trajectoires d'écrivains, d'artistes, de défenseurs des libertés et aux voyageurs. L'influence de pays à travers leurs populations expatriées pourra faire partie de cette collection : comment vivent-elles ? Quelles adaptations ? Cloisonnements, ghettos ? Quels échanges ont-elles entre elles ? Une attention toute particulière sera portée aux champs de l'éducation et du soin. Les objectifs seront de mieux informer, d'apporter des compléments de connaissances pour mieux comprendre et améliorer les relations entre les peuples, la cohabitation dans nos villes. Les théories et pratiques seront le « fer-de-lance » de la collection ainsi que l'acquisition de savoirs faire et de savoirs être.

5-7, rue de l'Ecole-Polytechnique, 75005 Paris

www.harmattan.com
diffusion.harmattan@wanadoo.fr

ISBN : 978-2-343-09820-3
EAN : 9782343098203

Sous la direction de
Brigitte TISON

Enjeux et risques à l'adolescence dans l'Océan indien

Le phénomène du suicide dans les îles de La Réunion, Maurice, Mayotte, à Pondichéry, Paris et sa banlieue

L'Harmattan

Sommaire

Liste des auteurs **10**
Avertissement **11**
Remerciements **12**

L'adolescence, B. Tison

Un bref rappel des principales caractéristiques affectant cette période qu'est l'adolescence :

1. L'adolescence. De quelques généralités 15
2. Un peu d'histoire autour de la notion d'« adolescence » 15
3. Des définitions, des concepts, des éléments théoriques, des références d'auteurs 18
4. Le passage à l'adolescence, les conduites à risques, la crise d'adolescence et la tentative de suicide 22
5. L'héritage culturel ou la nécessité de s'adapter au pays d'accueil 27

L'évocation de quelques éléments concernant la culture hindoue, B. Tison

1. La société indienne : des repères de la culture hindoue (système des castes, rôles H/F...), repères qui l'ont façonné 31
2. La place de la mort dans la culture hindoue 36
3. Le suicide et la question de savoir s'il s'inscrit dans les traditions de la sati, des meurtres à la dot (les « *murders'dowries* ») ? 40
4. L'éducation des jeunes filles 47

Bibliographie 48
Mini glossaire 49
Noms de divinités, d'esprits, de héros 51

Les adolescentes à Pondichéry (Inde), B.Tison

1. Pondichéry, une enclave française jusqu'en 1954 53
2. Le double héritage culturel chez les franco-pondichériens (Français et Indien) 53
3. Leur éducation, au collège, au lycée : une éducation à la française 54

4. L'éducation dans les familles tamoules 55
5. Le maintien des mariages arrangés.. 56
6. Le phénomène inquiétant du suicide chez ces adolescentes..... 57
Bibliographie.. 59

Réflexion autour du choix de vie des Françaises d'origine indienne à l'adolescence. Enjeux de la transmission culturelle en situation de migration, A. Mahakavy

1. La représentation de la culture indienne au sein des familles migrantes vivant en France.. 62
2. Qu'en est-il de la réussite française à l'indienne ?........................ 62
3. La représentation de la femme dans la culture indienne 65
4. Sur le chemin d'un soi étrange à l'adolescence 68
5. Le choix de l'autre 74
Bibliographie.. 78

Les adolescents à l'île de La Réunion, J. Brandibas

1. L'île de La Réunion 79
2. Contextes : géographique, historique, démographique.............. 80
3. Créolisation, nouvelle société 82
4.Transversalité du catholicisme.. 83
5. Les cultes, les religions.. 84
6. La mort, les morts à La Réunion.. 84
7. La mort chez les esclaves.. 85
8. L'hindouisme.. 88
9. Composer avec la tradition 89
10. La situation de 2 adolescents de tradition hindoue, suivis en Conclusion 98
Bibliographie...98-99

Les adolescents indo-mauriciens. Le suicide, Vina ballgobin 101

L'auteur présente une recherche qu'elle a pu mener à l'île Maurice sur le suicide. A la fois quantitative et qualitative, cette recherche aborde le phénomène du suicide chez les jeunes et en particulier chez les Indo-mauriciens

De quelques généralités... 101
La contextualisation... 106
Le concept suicide.. 109

Présentation de la recherche. Méthodologie 110
Les statistiques 112
Tendances générales 145
Les jeunes de 10 à 19 ans 149
Les jeunes de 20 à 29 ans 151
Adultes 153
Conclusion 158
Bibliographie 161-170

Les adolescents à Mayotte, R. Airault

R. Airault expose la situation des adolescents à Mayotte où tout est différent puisque la majorité des habitants de l'île sont de tradition musulmane. La religion interdit le suicide. Les cas présentés ne relèvent plus de conduites suicidaires mais de pathologies psychiatriques.

1. Parcours thérapeutique 174
2. Epidémiologie 176
3. La case pour adolescent ou Banga 179
4. Promenade au pays de la lune à l'envers : les bangas du Mont Choungui 181
5. Les rituels de transe 184
6. Patros 185
7. Cas cliniques 190
Conclusion 196
Bibliographie 198
Annexes : tableau des djinns, recours thérapeutiques 201
Conclusion générale 205
Bibliographie générale 207
Annexes 210

Conclusion 205

La question que l'on se posait au tout début de notre réflexion était de savoir si les adolescents indiens étaient davantage portés vers la dépression, la tentative de suicide que d'autres adolescents dans le monde ? Ou n'était-ce que la vulnérabilité liée à cet âge de la vie ? Les différents chapitres retracent la trajectoire de ces adolescent(es), héritiers de deux voire plusieurs cultures et livrent quelques pistes.

Bibliographie 207

Annexes...210

Du même auteur :

Comprendre la culture chinoise, Lyon, Chronique sociale, 2014.

L'hindouisme, Paris, L'Harmattan, 2013.

Identités, Codes et valeurs en Chine, Paris, L'Harmattan, 2013.

L'entretien psychologique, Lyon, Chronique sociale, 2013.

Enfants maltraités-maltraitants, Lyon, Chronique sociale, 2011.

Des Indiennes en Europe, Paris, L'Harmattan, coll. Compétences interculturelles, 2008.

Partir en humanitaire, Lyon, Chronique sociale, 2008.

Comprendre la culture hindoue, Lyon, Chronique sociale, 2005.

Sud Vietnam, Un pays, des enfants et la guerre, St-Cyr-sur-Loire, A. Sutton, 2005.

L'hindouisme, Mémorial de Caen, 2003.

Sous sa direction

L'adoption à l'international, L'Harmattan, 2015.

La prise en charge des familles africaines en France et en Afrique, Paris, L'Harmattan, 2014.

Prises en charge psychothérapeutiques face aux cultures venues d'ailleurs, Paris, Masson-Elsevier, 2013.

Pratiques psychologiques : enjeux éthiques et déontologiques, Lyon, Chronique sociale, 2012.

Les professionnels face à l'enfance en danger, Paris, Masson-Elsevier, 2010, coll. P. Coslin.

Soins et cultures, Paris, Masson-Elsevier, 2007, coll. H. Hervé-Désirat.

Contributions

Des jeunes à l'exclusion (sous dir. A. Rouag, H. Cellier) Paris, L'Harmattan, 2013, pp 179-199.

La mort (sous dir. P. Gaudin), Paris, L'Atelier, coll. ce qu'en disent les religions, 2001, pp99-125.

La prière (sous dir. E. Martini), Paris, L'Atelier, coll. ce qu'en disent les religions, 2001, pp 91-113.

Regards sur l'Indochine, Vietnam 1973, Mission TDH, ARRI, Paris, Corléa, 2004.

Ces jeunes qui désertent l'école (dir. P. Coslin) Paris, Sidès, 2006, pp. 133-160.

Liste des auteurs

Airault Régis, Psychiatre hospitalier, a mis en place le premier secteur de santé mentale à Mayotte de 2001 à 2006. Chargé de cours à Paris VI/VII dans le cadre du Diplôme Universitaire de psychiatrie tropicale et de médecine du voyage, il dirige à présent un CMPP (centre médico psycho pédagogique) à Paris, auteur du livre « Les fous de l'Inde » et de nombreux articles

Ballgobin Vina, Senior Lecturer, Faculty of social studies and humanities, Université de Maurice, Spécialisée en didactologie des langues et des cultures, Paris 3, Sorbonne Nouvelle, auteure de nombreux articles et contributions à des ouvrages sur les langues, l'histoire et la musique liées à Maurice. On peut consulter son site : academia.edu pour avoir de plus amples précisions.

Brandibas Jacques, Dr en Psychologie, psychologue clinicien à La Réunion, auteur de plusieurs ouvrages sur l'Ile de La Réunion.

Mahakavy Anita, psychologue clinicienne, intervenante dans le programme Réussite éducative de la Seine-St-Denis (93), exerce en cabinet privé à Garges-les-Gonesse (93).

Tison Brigitte, Dr en Psychologie, (thèse sur les Indiennes en Europe), ethnologue indologue, anciennement psychologue en service de pédo-psychiatrie, enseignant-chercheur à Paris 5 (laboratoire de Paris 5), actuellement directeur de recherches au Saulchoir, associée au centre bibliographique de Cambridge, auteur de plusieurs ouvrages sur l'Inde.

Remerciements

Je tiens à remercier les auteurs qui ont bien voulu honorer de leur expérience et de leur réflexion le thème de ce livre « Enjeux et risques à l'adolescence dans l'Océan indien ».

Avertissement

Le livre ici présenté rassemble plusieurs textes sur les adolescents d'origine indienne vivant à La Réunion, à Maurice, à Pondichéry, en France et sur les adolescents d'origine mahoraise vivant à Mayotte.

Chaque texte peut être lu dans son entièreté, indépendamment des autres textes.

Ce qui rassemble ces textes, c'est le phénomène du suicide dans ces pays chez les adolescents. Un constat un peu surprenant m'avait alerté lors d'un séjour à Pondichéry, le taux de suicides chez les jeunes filles adolescentes, peu de temps avant leur entrée dans la vie active et dans la vie sociale. Les mariages arrangés poussaient certaines à fuir ou à se suicider.

Phénomène peu connu en France où pourtant l'histoire nous a reliés aux Comptoirs de l'Inde, en particulier à Pondichéry.

La problématique abordé porte donc sur ces adolescent(e)s qui parlent le français et vivent qui à Pondichéry, à La Réunion, à Mayotte voire en France. On a ajouté Maurice où des liens ont aussi existé un temps.

Introduction

Brigitte Tison

Les migrations, les voyages contribuent au mouvement de milliers de gens, chaque année, à travers la planète. Cela a transformé et continue de transformer le monde qui est devenu en quelque sorte un immense village.

Tout finit par se ressembler, s'uniformiser : nourriture, vêtements (les mêmes marques), musiques.

Les adolescents voient les mêmes films, les mêmes séries tv. Ils communiquent tous par Internet ou avec leur portable. Ces nouvelles technologies ont accéléré le développement de l'information en en facilitant la circulation.

A travers tous ces bouleversements, les traditions, les rites (de passage, d'initiation …), les us et coutumes des pays disparaissent.

La modernité a pris le dessus, s'appuyant sur les droits de l'homme et du citoyen (1789). L'homme est libre de ses choix ainsi que la femme qui, depuis le XXème siècle, a gagné, à son tour, l'accès à la parité. La société patriarcale a laissé place à plus d'égalité dans les relations Hommes/Femmes. On a pu assister à la perte des rôles et des places définis pour chacun à la fois dans cette même société et dans les familles. L'éclatement familial, la déliquescence des statuts, l'oubli des codes et des valeurs en sont les conséquences.

Le religieux n'a plus autorité dans nos pays ou, au contraire, il fait un retour fracassant avec les intégrismes de tous bords (intégrismes musulman, catholique ...).

Les jeunes indiens, tout comme leurs homologues européens, africains, asiatiques sont, eux aussi, pris dans ces changements sociologiques, surtout lorsqu'ils sont nés hors de leur pays d'origine. Ils ont pu hériter d'une ou plusieurs cultures. Mais quel choix vont-ils faire ? Maintenir les traditions qui résistent ou rompre avec elles ?

Face à ces obstacles, la tentation peut être celle du repli, ou de l'ouverture ou de l'attitude d'entre-deux, celle de ne faire aucun choix, voire de fuir et même de mourir !

On a constaté ce phénomène chez les Franco-Pondichérien(ne)s lors d'un séjour en Inde, effectué dans les Anciens Comptoirs français. Le même phénomène a, également, pu être observé à la Réunion, dans les îles de l'Océan indien …

Manque d'estime de soi, impossibilité à désobéir ? Est-ce le propre de cette population adolescente à la veille d'entrer dans le monde du travail, dans le monde des adultes ?

Cela nous a amenées à vouloir approfondir cette question, ce malaise, ce mal d'être, notre interrogation concernant la population adolescente des Anciens Comptoirs et des Iles dans l'Océan indien étant de savoir si elle était plus sujette à la dépression voire au suicide que celle d'autres pays dans le monde ?

L'adolescence.

De quelques caractéristiques générales.

Brigitte Tison

L'adolescence est une période de désengagement des comportements et des modes de relations qui avaient lieu dans l'enfance. La distanciation permet, alors, la séparation des personnes qui ont pu influer.

C'est, aussi, un temps où les relations s'établissent sur des bases narcissiques : recherche de l'ami idéalisé, appropriation d'un attribut de l'autre …

De passif, l'adolescent devient actif. On lui donne des responsabilités, il doit faire des choix et, concurremment, il n'est pas encore devenu tout à fait indépendant.

S'il appartient à une culture où les pratiques et les traditions du groupe familial gardent leur importance, on lui demande de se les approprier.

De grandes problématiques traversent cette période : outre la séparation/individuation comme nous venons de le ré-évoquer, il y a la question psychosexuelle. L'adolescent change dans son corps (puberté), dans tout ce qu'il est et représente face aux autres.

Nous allons revenir sur ces grands changements à l'adolescence et les rappeler.

1. Un peu d'histoire

Anthropologues, historiens, sociologues ont rappelé que la notion d'adolescence était une construction sociale et historique propre à l'occident.

Alors que la puberté (qui vient de *pubes*, « poil ») désigne l'étape physiologique d'accès à la maturité sexuelle, le terme « *adolescere* » que l'on traduit par adolescence, « grandir », a pu décrire, décrit des éléments divers et variés au cours des siècles.

Déjà, 3 000 ans av. J.-C., on pouvait lire sur une poterie d'argile de Babylone : « *Les jeunes gens sont malfaisants et paresseux. Ils ne seront jamais comme la jeunesse d'autrefois. Ceux d'aujourd'hui ne seront pas capables de maintenir notre culture* ».

Au VIIème siècle av. J.-C., Hésiode disait des jeunes : « *Ils manquent d'égards et de respect pour leurs parents, sitôt qu'ils vieilliront et durement, sans redouter la justice divine, ils les accableront des plus cruels reproches au lieu de prendre soin de leur vieillesse* ».

Confucius, en Chine, au Vème siècle av. J.-C., écrivait : « *Votre enfant n'est pas le votre, c'est celui de son temps* ».

Les Romains considéraient comme *adulescens* l'être humain, âgé de 17 à 30 ans voire plus.

Au Moyen Age, l'adolescent est encore vu comme l'enfant de sa mère. Mais, déjà, certains auteurs pensent que l'adolescence est un moment qui s'inscrit dans le temps et qui se situerait entre 18 et 25 ans.

L'historien, P. Ariès, a pu décrire l'enfant « *qui passait directement et sans intermédiaires des jupes des femmes, sa mère ou de sa « mie » ou de sa « mère grand » au monde des adultes. Il brûlait les étapes de la jeunesse ou de l'adolescence. D'enfant, il devenait tout de suite un petit homme, habillé comme les hommes ou comme les femmes, mêlé à eux, sans autre distinction que la taille* ».

Dès l'Ancien Régime, c'en est fini des rites, des codes, des traditions … qui avaient été fixés par les sociétés pour canaliser les angoisses des jeunes gens (comme partir à la guerre, se marier). On assiste, alors, au crépuscule des dieux. La conquête scientifique prend le pas sur la conquête militaire. C'est le début de l'épopée napoléonienne (de Bonaparte, en Egypte à Napoléon III).

Puis, les deux Grandes Guerres (1914-1918 et 1939-1945) vont à nouveau chambouler l'approche que l'on se faisait de cette période adolescente.

Si, avant 1939, l'adolescence a pu être assimilée à une crise subjective avec la révolte contre les parents -même si les adolescents rêvaient bien vite d'être comme eux (La Cause des adolescents, Dolto, p. 60), après 1950, l'adolescence correspond à un état nécessaire pour découvrir le tragique de la condition humaine.

Le développement des médias depuis et jusqu'à nos jours finit par faire disparaître les maîtres à penser qui sont remplacés par une pensée plus collective.

Les adolescents changent d'idoles, d'investissement avec la succession des époques.

Les pratiques traditionnelles, néanmoins, dans de nombreux pays demeurent. Elles font partie de façon informelle de la mosaïque formant l'identité des peuples. Les problèmes se règlent en famille afin de ne pas être méprisé à l'extérieur. Ce qui signifie que celui qui fait partie de mon groupe ne me trahira pas. Il a mon même mode de fonctionnement.

Comme ont pu le montrer les anthropologues américaines, Ruth Bénédict et Margaret Mead, il n'y a pas plus de rupture dans l'espace que dans le temps avec l'entrée dans la période adolescente chez les enfants dans les îles Samoa ; ils sont familiarisés très tôt avec la sexualité. Ce qui fait que : « *L'adolescence à Samoa n'est, en aucune façon, une période de crise et de tension, mais bien plutôt une évolution calme vers la maturité* ».

Pour d'autres traditions, la cérémonie initiatique qui comporte des marques corporelles (tatouages) est le passage direct de l'enfance à l'âge adulte.

Mais si les rites, les codes disparaissent aussi dans ces pays, l'identité et ses images se troublent et certains vont trouver refuge dans les codes ancestraux comme d'autres vont concilier modernité et tradition.

L'adolescence peut donc être considérée comme un phénomène relativement récent. Le terme lui-même apparaît au XIIIème siècle. L'origine est le participe présent du verbe grandir et/ ou du verbe croître, le participe passé étant réservé à l'adulte. Le « crû » diffère à la puberté et englobe le réaménagement psychique, psychologique, comportemental, le détachement progressif des parents, une mue qui entraîne une période de vulnérabilité, d'émotivité, de fragilité.

Temps de passage, entre hier et demain, l'adolescence n'était pas comptée au nombre des stades de développement. Le juriste, A. Garapon évoque l'adolescence comme une sortie de l'enfance par « *effraction* » (EPE, 1984, N°25).

Certains changements marquent, de nos jours, cet âge : l'augmentation de la taille, une alimentation plus diversifiée, une mobilité géographique importante, l'hygiène et la santé plus sophistiquées mais aussi des études plus longues.

Selon Winnicott, les enfants ont besoin de continuer à découvrir s'ils peuvent se reposer sur leurs parents et ils vont ainsi les tester jusqu'à ce qu'ils soient eux-mêmes prêts à apporter une sécurité à leurs propres enfants et même plus tard encore.

On pourrait pour terminer ce survol évoquer la littérature qui s'est emparée de l'adolescence. Elle n'est présente qu'au XXème siècle et devient, alors, un mythe dans toute l'Europe occidentale.

Bien sûr, des années auparavant, il y a eu le Werther de Goethe, le Chérubin du Mariage de Figaro que l'on retrouve dans les Noces de Mozart. Mais ce sont surtout les auteurs du siècle dernier qui ont le plus dépeint l'adolescent à travers un certain romantisme tels Julien Sorel de Stendhal, René de Châteaubriand ou, encore, les héros de Mark Twain, Dickens …

L'adolescent moderne apparaît surtout dans Les désarrois de l'élève Törless de Robert Musil (1908), dans Le grand Maulnes d'Alain Fournier (1913), Le Diable au corps de R. Radiguet, Le blé en herbe de Colette .

Le cinéma, aussi, va mettre en scène l'adolescence.

2. Des définitions, des concepts

Le dictionnaire Larousse (1971) donne comme définition de l'adolescence « *L'âge de la vie qui suit l'enfance* ». Autrement dit, l'adolescent est celui qui est en train de grandir (d'après la traduction du mot « adolescence » qui signifie grandir)

Nous pouvons, aussi, rappeler la définition du dictionnaire Doron/Parot (PUF, 1991) : « *L'adolescence est une phase de restructuration affective et intellectuelle de la personnalité, un processus d'individuation et de métabolisation des transformations physiologiques liées à l'intégration du corps sexué* ». La fin en est difficile à préciser de nos jours où de nombreux adolescents prolongés travaillent à leur personnalisation. Elle constitue un champ psychologique privilégié pour l'étude du changement (Doron, 1970). Les changements sont sous-tendus par la reviviscence du mouvement séparation/individuation de la petite enfance, par la réactivation de la petite enfance, par celle du conflit oedipien, par la dé-liaison d'avec les images parentales infantiles et la reliaison avec de nouveaux objets libidinaux, par des rapports défensifs à son idéal du moi et aux pulsions pour établir un nouvel équilibre narcissique (refoulement, déplacement, déni, clivage, intellectualisation, ascétisme, projection). L'adolescence est ainsi un moratoire infiltré d'une problématique identificatoire : l'essentiel consiste à négocier des deuils des pertes et des désillusions jusqu'au moment où le sujet peut assumer sa séparation et sa différenciation dans l'autonomie.

Du point de vue intellectuel (Inhelder et Piaget, 1955), « *L'adolescence est caractérisée par la pensée formelle, le raisonnement hypothético-déductif, la découverte de la notion de loi : la maîtrise des possibles par la pensée peut alors aboutir à un ego centrisme métaphysique ; mais elle permet aussi au sujet de concevoir des projets d'avenir et de grands idéaux* ». Les formes cliniques à l'adolescence comportent aussi bien une originalité juvénile (Debesse, 1936) considérée comme normale que des sentiments d'isolement et des préoccupations obsédantes concernant l'image du corps où s'amorcent de graves troubles mentaux et des attitudes de défi et de dépendance provoquant l'agression et la déviance (Jalley, Selosse).

On peut compléter ces définitions en précisant que l'adolescence prend différentes formes selon les sociétés. Parents /adultes formulent des « idées » sur le statut de l'enfant et de l'adolescent, sur ses compétences et les attitudes qu'on peut avoir envers lui.

Il s'agit de théories implicites de l'enfant et de l'éducation. Il existe aussi des ethnothéories différentes sur l'adolescent selon les cultures.

Les pratiques éducatives varient dans l'espace (contextes culturels) et dans le temps (époques historiques)

Les représentations qui sont liées à la culture constituent une forme de connaissance, socialement élaborée et partagée, ayant une visée pratique et concourant à la construction d'une réalité commune à un ensemble social (Jodelet, 1991).

Toujours pour enrichir ce qui est dit sur cette période, on a pu parler de zone de turbulences, de passage, de transit, de phase de mutation. Dolto appelait ce temps, *le complexe du homard*. Les homards perdent leur coquille, se cachent sous les rochers le temps de secréter leur nouvelle coquille. L'adolescent mue, passe par une période où il devient plus vulnérable avant de pouvoir se poser face à la société et aux autres.

C'est aussi une période où l'adolescent est contre toutes les lois parce qu'il lui a semblé que quelqu'un qui représente la loi ne lui permettrait pas d'être et de vivre. Dans ces moments de fragilité, il se défend par la dépression voire par le négativisme.

La bande remplace la famille. La vie imaginaire s'éloigne de la vie réelle.

En ce temps de rupture, beaucoup de parents voudraient rendre coupables leurs enfants parce qu'ils souffrent. Ils sont angoissés de ne plus avoir l'œil sur eux.

3. Des références théoriques, des références d'auteurs,

La psychanalyse

Selon Freud, les transformations biologiques qui apparaissent à la puberté sont à l'origine de l'évolution libidinale caractérisée par la découverte des objets sexuels, la différenciation des sexes et le primat de la génitalité. Le complexe d'Œdipe non résolu est réactivé et crée de nouvelles angoisses. Pour y échapper, l'adolescent est poussé à accomplir de nouveaux investissements. Ce qui l'amène à s'éloigner de la famille. L'adolescent doit accepter ces changements qui ont lieu en lui et renoncer à l'enfance, aux fantasmes incestueux qui y sont liés afin d'investir d'autres partenaires. Il s'opère un véritable travail intrapsychique.

L'adolescent a un travail de deuil à réaliser. En effet, il doit renoncer à ses illusions, à certaines images de lui, également à ses objets infantiles, désinvestir les objets primitifs. Ce travail correspond à un ensemble de réaménagements psychologiques vécu dans la douleur mais qui aboutit à l'acceptation de la réalité de la perte. Ce travail doit permettre d'assumer la séparation et la différenciation dans l'autonomie.

Anna Freud décrit deux modes de défense chez l'adolescent : des défenses contre le lien avec l'objet infantile (déplacement de la libido, renversement de l'affect, retrait de la libido dans le Soi) et des défenses de pulsion (ascétisme, intransigeance).

La psychologie du développement

L'adolescence n'est pas la crise décrite par certains auteurs et l'adolescent peut ne pas rencontrer de difficultés majeures à cette période (Offer et Offer, cité pas Dasen, 1975, p. 320).

Dolto, disait que « *l'adolescence n'est pas plus une crise que ne l'est l'accouchement ; c'est la même chose, c'est une mutation* » (1988, p. 126). Elle a pris comme on l'a évoqué précédemment la métaphore du homard. Comme le homard, les adolescents, pendant les changements biologiques sont sans carapace, confrontés aux dangers divers et à la nécessité de se faire une carapace neuve.

L'adolescence serait donc, davantage, un processus, long, certes, qui correspond à une nouvelle définition des limites entre le sujet et son environnement. Cette période de reconstruction nécessite une redéfinition du concept de soi. En effet, l'adolescence aboutit à la formation d'une identité établie. Au terme des bouleversements, on doit assister à une diminution des transgressions et des incertitudes quant à l'avenir ainsi qu'à une nouvelle attitude envers les parents.

Une maturation non seulement physique, mais aussi intellectuelle, affective et sociale est entreprise à l'adolescence. Toutes les composantes cognitives, affectives, sociales, sexuelles doivent être intégrées en un tout cohérent. L'adolescence se termine quand le jeune a acquis les attitudes requises pour tenir sa place dans la société.

Nouvelles défenses, renoncement aux modes de fonctionnement infantile, certains adolescents n'y parviennent pas. Des signes de plaintes somatiques, de troubles du sommeil ou encore des prises de risque peuvent faire leur apparition.

La dyssocialité signifie la rupture de l'engagement social (délinquance, vagabondage.) certains jeunes fuient la réalité dans l'addiction aux drogues, à l'alcool

Différents spécialistes de l'adolescence

Ariès (1969), Mead (1972) ont pu montrer que le statut de l'enfant passait directement à celui de l'adulte, que ce n'était pas un phénomène universel et que plus la société était complexe et plus l'adolescence pouvait être longue et conflictuelle.

Cahn (1991) place le processus de subjectivation au cœur du travail psychique de l'adolescence.

Erikson (1972) déclare que l'adolescence se situe dans la continuité de la quête de l'identité depuis le plus jeune âge.

Gutton (1991, 1993, 1996) nomme comme pubertaire ce qui correspond à l'équivalent psychique de la puberté au niveau physiologique. Pour lui, c'est le processus « *adolescens* » qui, progressivement, va permettre l'abandon des positions infantiles et parricides, le renoncement au choix d'objets incestueux et la rencontre avec d'autres objets.

Kestemberg a pu écrire qu'il : « *s'instaure à partir de la puberté une sorte de perte d'une partie de soi-même en même temps qu'une perte des identifications antérieures* » (p. 525, 1980).

Toujours selon l'auteur « *La question être ou ne pas être qui est celle de l'adolescence ( ) peut être vécue comme une déception tout à fait fondamentale sur le mode de : voilà la puberté est acquise on est adolescent on devrait être autre, d'autres choses sur le plan socioculturel vont pouvoir s'offrir, le monde va changer. Qu'en est-il en vérité ?* » (p. 524, 1980)

Marcelli, Braconnier ont évoqué l'adolescence comme une crise ou comme une étape de développement.

« *L'adolescence ainsi comprise est un moment de réorganisation psychique, débutant par la puberté, dominée par l'effet de celle-ci sur le psychisme, par le renforcement de la dépression sous-jacente qui court dans l'appareil psychique tout au long de l'existence, par des interrogations sur l'identité, sur la bisexualité par une « bousculade » des identifications antérieures et par l' « idéalisation » de cette nouvelle vie qu'imaginairement et inconsciemment l'adolescent attendait* ». (p. 50, 2000)

Pour ces mêmes auteurs : « *La violence de la révolte est souvent une mesure de la pression nécessaire pour vaincre les liens qui unissent l'adolescent aux parents plutôt que l'indice de son hostilité à leur égard* ». (p. 376, 2000)

Pour Rassial, la puberté correspond au vacillement de ce qui s'était construit d'imaginaire dans la relation parents-adolescents. « *L'adolescence est ce moment plus ou moins long où des parents ne peuvent plus incarner imaginairement ce lieu Autre où l'Autre sexe n'est pas encore parvenu* » (p. 27, 1995).

Nous pouvons encore citer Corcos, Jeammet, Speranza pour qui « *Tout adolescent est confronté lors de son développement à un débordement dépressif du fait de la double menace de blessure narcissique et de perte objectale liée à l'indispensable travail d'autonomisation-individuation* » (p. 5, 2005)

4. Passage, prise de risques, crise et tentative de suicide à l'adolescence

Passage

L'adolescence est un temps de passage, le moment du deux, du masculin/féminin. C'est aussi un temps de pas-sage, difficile à conjuguer car « *Au passé, il n'est jamais simple, au présent, il n'est qu'indicatif, au futur il est conditionnel* » (Cocteau, cité par Bovay,M, 1993).

Période charnière de l'existence, elle peut constituer un passage délicat et complexe pour la majorité des jeunes. Cette période de la vie est décisive pour le futur du jeune et un risque de désorganisation transitoire ne doit pas être exclu. Mais à l'adolescence, il existe aussi une potentialité importante de changements et de réaménagements. La psychopathologie de l'adolescent peut donc être spectaculaire car elle se caractérise par l'excès, le jeune étant mobilisé au niveau de son corps et des relations avec les autres. Modifications physiques, psychiques, psychologiques, l'adolescent en s'éloignant de ses parents, va vivre une dimension de deuil liée à la fois à cette autonomisation et à la dés-idéalisation des parents. Il peut traverser un moment dépressif.

Winnicott avait pu dire qu'il y a meurtre dans le fantasme de l'adolescent. Les pulsions sexuelles et agressives sont intensifiées envers l'objet oedipien et l'adolescent qui met en place des défenses peut être amené à les retourner contre lui. Conduites dangereuses et tentatives de suicide sont les conséquences les plus remarquées. L'adolescent peut donc choisir le repli sur soi. Il faut aussi ajouter que l'adolescence est une période de construction identitaire (Coslin, 2002). S'il ne parvient pas à développer son identité en faisant ses choix, il peut être dans une confusion et cela entraînera pour lui bien des difficultés.

Prise de risques

Le Breton a beaucoup étudié ce phénomène. A ses yeux, les conduites à risque sont des « *tentatives pour vivre* », tentatives douloureuses mais tentatives pour se mettre au monde, ritualiser le passage à l'âge adulte. L'adolescent est à la recherche de marques, de limites qui ne lui ont pas été correctement données ou suffisamment étayées. Sous cet angle, les comportements à risque ne sont pas vus comme des comportements visant à la destruction de soi, ce sont des recherches identitaires, « *des appels à vivre et rarement une volonté de mourir ( )* ». Les conduites à risques concernent des adolescents qui ne sont pas intégrés à la société ou ne se sentent pas intégrés.

Pour Michel « *Le risque fait partie du développement de l'humain, il est inhérent aux conditions de la vie* ».

Les conduites à risques sont nombreuses et variées. Psychologues, anthropologues classent parmi ces conduites des expériences vécues, des états psychologiques comme les symptômes d'un malaise psychologique ainsi que toutes les conduites qui comportent des risques objectifs pour la santé, compromettent le bien être, le cours même de la vie.

Crise adolescente

Le mot « crise » vient du grec « *krisis* » et signifie « *séparation* ». La crise suicidaire est une crise psychique dont le risque majeur est le suicide. L'adolescent est alors dans un état de défense fragilisé qui le met en situation de grande souffrance et de rupture avec lui-même et son environnement. De façon générale, la crise suicidaire est un phénomène progressif.

Le processus suicidaire peut se décliner en cinq étapes : la recherche de stratégies ou de solutions à la crise, l'apparition des idées suicidaires, la rumination de l'idée suicidaire, la cristallisation et la planification d'un scénario suicidaire, l'élément déclencheur et le passage à l'acte.

Ces cinq étapes ne sont en aucun cas un modèle explicatif. La reconnaissance de ces différentes étapes conduit à une triple évaluation de la crise : risque suicidaire, imminence d'un passage à l'acte et létalité du moyen de suicide disponible.

Une reconnaissance de certains indices peut permettre de conjurer le passage à l'acte. L'adolescent, submergé par les émotions, sa perception de la réalité est brouillée et il est nerveusement épuisé …

Bien sur, dans l'évaluation de telles situations, il existe un certain nombre de facteurs qu'il faut repérer. L'Organisation mondiale de la santé (OMS) distingue trois catégories de facteurs de risque : les facteurs individuels, familiaux et psychosociaux (2000). Il faut encore distinguer l'urgence d'un passage à l'acte, la dangerosité de l'acte …

Chez les adolescents, il y a beaucoup de difficultés à extérioriser son mal d'être. Mais certains messages qu'ils donnent sont imparables : messages verbaux comme *« je serais mieux mort », « je veux mourir »* ou encore comportements d'automutilation. L'adolescent peut, aussi, dire *« je ne vous embêterai plus », « bientôt, vous serez mieux sans moi »* ou *« ma vie n'a plus de sens », « je déçois tout le monde » « je ne compte plus pour personne ».*

La chute des résultats scolaires, l'absentéisme, la consommation de tabac, d'alcool , l'agressivité inhabituelle, la colère, l'irritabilité sont des clignotants.

Le jeune présente certain trouble de l'humeur (manque d'intérêt pour les activités habituelles, faible estime de soi, difficultés à se concentrer, perte d'espoir, d'appétit, pensées fréquentes en lien avec la mort

La perte d'un parent, d'un frère, d'une sœur peut apporter le désespoir, la tristesse, l'isolement, l'angoisse et concourir à un comportement suicidaire. Plus les circonstances entourant le décès ont été dramatiques, plus l'impact sur la vie du jeune est conséquent. La personne disparue comptait énormément dans la vie de l'adolescent ou la rupture liée à l'éclatement familial est brutale les évènements traumatiques comme une agression sexuelle, un viol pèsent lourds dans le passage à l'acte de l'adolescent.

Il y a encore la vulnérabilité individuelle de l'adolescent, les caractéristiques qui lui sont propres dès le plus jeune âge. Chacun doit apprendre à vivre avec ce qu'il est, reconnaitre ses limites, ses qualités, ses défauts certains traits de personnalité conduisent les gens à être optimistes d'autres en revanche ont plus de mal à trouver leur satisfaction. L'impulsivité, le perfectionnisme, la rigidité de pensée, d'attitudes, le pessimisme, un seuil de tolérance à la frustration très bas, un besoin insatiable d'être aimé, une anxiété, de la culpabilité appartiennent à cette dernière catégorie de personnalités.

Le passage à l'acte dépend donc de plusieurs facteurs. Nous n'en avons cité que quelques uns et même si tous ces facteurs sont réunis, cela ne veut pas dire que tout adolescent passera à l'acte.

Tentative de suicide, suicide

Le suicide n'est ni une maladie incurable ni un banal produit de l'imagination.

L'Abbé Desfontaines (1737) fut le premier à en utiliser le terme, considéré comme « *le meurtre de soi-même* ».

L'étymologie du mot « suicide », *sui coedere*, formé sur le modèle d'homicide, *homo coedere*, signifie « tuer toi-même ». Il conviendrait donc de dire « suicider » et non « se suicider ». Car, cela constitue une véritable redondance qui montre à quel point il s'agit dans cet acte de se tuer « soi-même ».

L'acte suicidaire rencontre plusieurs morts : la mort psychique, la mort sociale, la mort dite biologique. Et nous pouvons parler de destruction de soi dans et par son corps.

Il existe aussi plusieurs types de suicide. Nous pouvons distinguer le suicide dit de « fuite ». Il s'agit en général de personnes qui veulent fuir le monde et ses responsabilités. Le suicide dit collectif est réalisé quant à lui de façon groupale. L'exemple le plus mémorable fut celui de Guyana où sous l'impulsion d'un gourou, le révérend Jones, 390 membres de la secte de la communauté du peuple basée à Jonestown se donnèrent la mort en 1977, après avoir absorbé un poison préparé à cet effet.

La personne du suicidé est celle qui a réussi son acte suicidaire et qui a trouvé la mort, le repos éternel, à la différence de celui qui tente de se suicider et dont l'acte n'aboutit pas. La tentative de suicide la plus répandue aujourd'hui chez les jeunes est une tentative d'appel au secours. Il s'agit d'une personne qui, ayant l'impression d'avoir épuisé tous les moyens de faire évoluer sa situation génératrice de souffrance, lance une sorte d'ultime appel. Et fort heureusement, la mort ne suit pas.

La personne qui a donc tenté de se suicider est considérée comme suicidant quand son acte n'a pas abouti.

Enfin, nous mentionnerons les personnes qui ont pu avoir des idées suicidaires mais qui ne passent pas à l'acte. L'idée même de suicide doit être comprise comme un signal et prise au sérieux même si il n'y a pas de passage à l'acte.

Qu'en disent certains auteurs ?

K. Abraham a pu établir un parallèle entre l'angoisse et la dépression : la dépression serait à l'angoisse ce que l'angoisse est à la peur.

Pour Freud, le parallèle peut être fait entre les troubles psychiques narcissiques (psychoses schizophréniques) et la mélancolie.

Marcelli et Braconnier décrivent une organisation dépressive basique. Celle-ci comprendrait les huit points de Freud (perte d'objet, désir d'incorporer cet objet, tendance narcissique, partie de soi dévalorisée, dépréciation de soi, ambivalence, auto-agression, surmoi accusateur) auxquels viennent s'ajouter les cinq points d'Abraham (constitutionnalité, prédisposition durant l'enfance, relation ambivalente sur le mode anal, régression à une fixation orale, possibilité que ce soit le surmoi qui soit l'héritier de l'objet perdu). (2000)

Klein introduit la notion de position schizo-paranoïde en 1934 à laquelle succèderait la position dépressive.

Mahler (1973) montre comment la réactivité dépressive de l'individu est liée aux avatars de la phase séparation-individuation.

Pour Bolwby (1980), la dépression infantile est un accident du développement secondaire à un événement extérieur. Elle serait liée à la perte de l'objet externe et à celle de l'estime de soi.

5. Héritage culturel ou de la nécessité de s'adapter

L'identité peut être définie comme un ensemble de données très différentes qui contribuent à caractériser un individu : il peut s'agir d'expériences, d'aspirations, de traits physiques, de traditions, d'éléments innés ou génétiques, de connaissances et compétences que le sujet en question élabore et intériorise afin de bâtir sa propre image. (p. 67, I. d'Alessandro)

Le travail de construction identitaire se réalise par étapes successives et évolue de façon permanente suivant les changements de la conception de soi et l'environnement dans lequel le sujet a décidé de se développer.

Les liens existants entre identité personnelle et identité groupale sont très forts. Les deux se forgent au moyen des interactions de l'individu et des groupes, les deux devant leur stabilité au jugement des autres.

Cette identité peut être très lourdement affectée pendant l'adolescence par la stigmatisation et les préjugés qui peuvent interférer au décours de cette construction identitaire.

Lorsqu'un conflit apparaît, l'individu peut adopter différentes stratégies afin de maintenir un certain équilibre.

Camilleri et d'autres auteurs ont pu en distinguer quatre : l'assimilation, l'adaptation, l'inadaptation, l'acculturation.

Altay Manço constate, lui, aussi, quatre postures stratégiques :

Chez les enfants de migrants, le conflit identitaire peut survenir pour des raisons générales qui ont lien avec leur origine étrangère et qui dépendent du projet migratoire lui-même ou de la société d'accueil.

Mais le conflit peut avoir d'autres causes comme l'âge lors de l'arrivée dans le pays d'accueil, le sexe selon que l'on est un garçon ou une fille, le bagage culturel et les expériences vécues.

On notera également la cohésion du groupe familial, sa disposition à s'adapter et sa capacité de réaction face aux situations nouvelles…

Des éléments comme les relations entre le pays d'origine et le pays d'accueil peuvent influencer le choix de la stratégie identitaire à adopter.

On doit évoquer la douleur de l'exil lié au changement de repères culturels, religieux, spatiaux et temporels et à l'abandon de certains projets démarrés dans le pays d'origine, à l'image qui a pu se faire au pays d'accueil différente de celle de la réalité à laquelle les migrants doivent se confronter …

Les jeunes filles dans l'émigration ne sont pas épargnées. Elles se trouvent d'autant plus dans des situations difficiles qu'elles sont en position de faiblesse en raison à la fois de leur origine étrangère et de leur sexe.

Elles sont attirées par l'indépendance dont jouissent les femmes des sociétés occidentales et effrayées par cet « excès de liberté ». Elles se sentent dans l'obligation bien souvent ou contraintes de satisfaire les attentes de leurs familles dans un rôle de futures gardiennes du foyer et dans la tâche de transmettre des valeurs et des traditions (réinterprétées de génération en génération) du pays d'origine. La religion apporte son poids de tradition et le port du voile n'est pas là pour les émanciper.

Bibliographie

Ariès, P. (1960) *L'enfant et la vie familiale sous l'Ancien Régime*, Paris, Plon.

Bolwby J. (1988) *A secure base : clinical application of attachment theories*, Londres, Routledge.

Bénédict, R. (1950) *Echantillons de civilisation*, Paris, Gallimard.

Camilleri, C. (1990) *Stratégies identitaires*, Paris, PUF.

Camilleri, C. (1996) *Psychologie et cultures, concepts et méthodes*, Paris, A. Colin.

Chabrol, H. (2004) *Comportements suicidaires des adolescents*, Paris, PUF.

Choquet, M., Ledoux, S. (1994) *Adolescents, enquête nationale*, Paris, INSEE.

Debesse (1936) *Comment étudier les adolescents*, PUF.

Dolto, F. (1988) *La cause des adolescents*, Paris, Poche.

Doron R., Parot R. (1991) Dictionnaire de psychologie, PUF.

Dubet, F. (1987) *La galère : jeunes en survie*, Paris, Fayard.

Durkheim, E., Neuburger, R. Le suicide, étude sociologique, Payot.

Erikson, E.H. (1968) *Adolescents et crise. La quête de l'identité*, Paris, Flammarion.

Ferenczi, S. (1929) *L'enfant mal accueilli et sa pulsion de mort.* Œuvres complètes, Paris, Payot. Réed. 1985.

Freud, S. (1985) *Trois essais sur la théorie de la sexualité*, Gallimard.

Freud, S. (1937) *La moi et les mécanismes de défense*, Paris, PUF, réed 1985.

Gutton, P. (1991) *Le pubertaire*, Paris, PUF.

Inhelder, B., Piaget, J. (1955) *De la logique de l'enfant à la logique de l'adolescent*, Paris, PUF.

Jeammet, P., Birot, E. (1994) *Etude psychopathologique des tentatives de suicide chez l'adolescent et le jeune adulte*, Paris, PUF.

Jodelet (1981) *Folies, représentations sociales*, PUF.

Kestemberg, E. (1980) Notule sur *la crise de l'adolescent* de la déception à la conquête, Revue française de psychanalyse, 44, p. 523-530.

Klein, M., Rivière J. (1992) *L'amour et la haine*, Payot.

Lambin, M. (2004) *Aider à prévenir le suicide chez les jeunes*, Montréal, Ste Justine.

Lehalle, H. (1995) *Psychologie des adolescents*, Paris, PUF.

Mançо, A. (1997) *Stratégies identitaires et d'intégration sociale.* Une approche constructiviste des valeurs et projets des jeunes issus de l'immigration. Cas des turcs de Belgique, Université de liège, Doctorat en Psychologie.

Marcelli, Braconnier (1999) *Adolescence et psychopathologie*, Paris, Masson.

Mead, M. (1963) *Mœurs et sexualité en Océanie*, Plon.

Mead, M. (1973) *Une éducation en nouvelle Guinée*, Payot.

Mishara, B.L., Toussignant, M. (2004) *Comprendre le suicide*, Montréal, PU de Montréal.

Moron, P. (1975) *Le suicide.* Que sais-je ? Paris, PUF.

Petitclerc, J. M. (1995) *Et si on parlait du suicide des jeunes*, Presses de la Renaissance.

Pommereau, X. (2003) *L'adolescent suicidaire*, Paris, Dunod.

Rassial, J.J. (1996) *Le passage adolescent*, Toulouse, Erès, 1996.

Türsz, A. (1993) *Diverses approches du risque suicidaire à l'adolescence dans Adolescence et risques*, Paris, Syros.

Warzyniak, M. (1995) *Psychopathologie de la schizophrénie et psychologie de l'adolescence*, thèse pour le Doctorat d'Etat ès Lettres et sciences humaines, Université de Lille 3, janv.

Winnicott, D.W. (1969) *De la pédiatrie à la psychanalyse*, Payot.

Quelques grands repères de la culture hindoue

Brigitte Tison

Il nous paraît nécessaire d'évoquer quelques éléments fondamentaux de la culture hindoue, en particulier, la doctrine du sacrifice, du *dharma*, le système de la réincarnation ... afin de comprendre combien pour l'Indien, l'héritage transmis par les siens a son importance dans le maintien de son identité, surtout lorsqu'il vit hors du pays.

1. Société indienne et culture hindoue

L'Inde est peuplée majoritairement d'Indiens de culture hindoue (70%). Celle-ci prend son origine dans des textes et des rites très anciens. Vers 2500-1500 ans av. J.-C., les Indo-Aryens apportent tout un système de croyances, de rites, de textes qui vont constituer les fondements de cette culture hindoue. Parmi ces textes, on peut citer les Védas, les Puranas, les Upanisads. Ces textes font référence à tout le panthéon des divinités représentant le plus souvent des éléments naturels comme le soleil, le vent

Les peuples qui sont les détenteurs de ces textes, de ces rites établissent tout un système social déjà très élaboré. Avec le temps, les choses vont se maintenir, s'enrichir comme avec l'apport des grandes épopées du Mahabharata, du Ramayana.

Les cultes se personnalisent ainsi en sera-t-il de la *bhakti*. La société se structure en castes. Chacun se définit dans sa caste par rapport à l'autre.

Ce qui relie l'Indien à un autre Indien, ce n'est pas d'abord la dévotion à un même dieu, car il en existe beaucoup, ce n'est pas non plus la pratique rituelle au temple, tout à fait facultative, mais c'est la pratique des rites familiaux qui jalonnent la vie des individus mâles en premier ; secondairement, la vie des individus femelles, de la naissance à la mort.

Dans les temps plus récents, la domination moghole a pu, à son tour, apporter d'autres textes, d'autres rites. La rencontre des deux traditions l'hindoue et la musulmane, n'a en rien affecté le système hiérarchique des castes. Les musulmans l'ont, eux-mêmes, adopté à leur tour.

Plus récemment, l'influence de la domination britannique ne déstabilisera pas davantage le système en place, elle n'imposera que quelques réformes et aménagements que nous évoquerons plus loin.

2. Système social, système des castes

Même si la Constitution indienne (1952) interdit le système des castes, celles-ci sont la spécificité du Sous Continent indien et lui ont donné son unité. Dès le XVIIIème siècle, avant notre ère, à l'époque des invasions aryennes, la société est organisée selon le modèle toujours présent de la tripartition des fonctions hiérarchisées entre les classes, les *varnas* des prêtres, des brahmanes, des guerriers, les *ksatriyas* et des commerçants, les *vaisyas* auxquels viendra s'adjoindre le varna des paysans, les *sudras* au service des trois autres castes.

Ce modèle est représentatif tant au nord qu'au sud du pays et au début de l'ère chrétienne, c'est l'unité culturelle d'une péninsule indienne déjà fortement brahmanisée qui apparaît, à la nuance près qu'au sud, bien souvent, il n'y a que deux castes représentées qui sont les brahmanes et les sudras. Les chrétiens sont considérés comme une caste inférieure à moins qu'ils n'aient gardé leur caste d'origine. Ils ne sont pas pour autant hors castes. Les musulmans sont, eux aussi, divisés en castes et sous-castes. En Inde, le pire, c'est de ne pas avoir de caste ou d'avoir perdu les liens avec la famille et la société.

Le système des castes entraîne des obligations par rapport aux gens de sa caste, par rapport à sa famille (rites funéraires accomplis par le fils). Les mariages ne se font qu'entre individus de même caste.

Plus on appartient à une caste élevée, plus les obligations sont nombreuses, mais plus on s'approche du pur, du divin, de la « délivrance ».

Autrement dit, le critère sur lequel se fonde cette hiérarchie est un critère religieux à savoir l'opposition du pur et de l'impur, tout ce qui touche à la nourriture va être lié à cette notion. Un brahmane va être végétarien à la différence d'un Indien de basse caste ou d'un intouchable qui mangera de la nourriture carnée (viande de bœuf, porc, œufs). Les membres d'une même caste ne peuvent accepter de la nourriture d'une caste inférieure. Le repas ne sera partagé qu'entre gens d'une même caste. La nourriture cuite est plus polluante que la nourriture crue pour cuisiner, une femme ne devra pas avoir ses règles. L'eau peut également être source ou non de pollution. Certains rites ne s'accomplissent qu'en fonction de la caste. Il en est ainsi du sacrifice, déjà cité.

3. La doctrine

C'est ce qui fonde toute la vie d'un hindou. Elle est constituée par : le *moksa* ou la délivrance, le dharma ou le devoir, le karma ou la pratique auxquels on ajoutera le *kama* ou désir, obligation qui ne revient qu'à la femme épouse. Le modèle proposé s'est reproduit avec une remarquable continuité à travers la codification de rituels, à travers l'inconscient collectif (images intériorisées qui réapparaissent au moment des crises).

. Le *moksa* est le but assigné à l'individu dans la tradition hindoue pour l'accomplissement de soi, sa délivrance des réincarnations, son salut. L'on accède à l'expérience directe, fondamentale entre l'être humain (*atma*) et l'infini (*brahma*). Expérience de non dualité, expérience mystique qui va permettre de se dégager de tout ce qui n'est pas la vraie réalité. Ce but est au cœur de la culture hindoue.

Tant que l'individu n'a pas atteint l'état de *moksa*, sa perception de lui-même, du monde extérieur et de ceux qui l'entourent demeure *maya* (illusion). La question que l'on peut se poser est : « L'immigré, hors de l'Inde, peut-il atteindre le *moksa ?* Et la réponse est « oui » s'il obéit à toutes ces normes. Il peut aussi pratiquer le yoga car pour les hommes comme pour les femmes, il existe différentes voies reconnues par la tradition qui mènent à la délivrance. Parmi celles-ci, on peut citer le yoga (raja-yoga)

A partir de là et par voie de conséquence, il en résulte que la libération de l'individu importe plus que sa réussite. Toute tentative ou désir d'autonomie ne rentre pas dans la conception hindoue.

. Le *dharma* ou le devoir et le cycle de vie

On le trouve déjà mentionné dans le Rig Veda (l'un des quatre Vedas) dans le traité du dharma sastra de Gautama (600 av. J.-C.). Le *dharma*, c'est la loi, le devoir moral, l'action juste ou conforme à la vérité des choses. C'est le moyen grâce auquel l'individu approche du but de la vie. Aussi, longtemps qu'une personne demeure fidèle à la ligne de conduite de sa vie et remplit ses devoirs propres, elle est sur le chemin du *moksa*. Mais on peut se demander comment elle peut savoir quelles sont les actions justes à accomplir. L'action juste pour un individu va dépendre de plusieurs facteurs : *desa* ou la culture dans laquelle il naît, *kala*, la période d'histoire dans laquelle il vit, *srama*, les efforts que l'on attend de lui aux différents moments de sa vie, *guna*, les caractères psychobiologiques innés, hérités de vies antérieures.

En agissant comme ses ancêtres l'ont fait et comme le groupe social auquel il appartient le fait, tout individu a de fortes chances de poser les actions justes et de remplir son devoir de caste. Ce qui signifie que les actes sociaux sont justes par référence à la tradition en vigueur au sein de sa parenté et de sa caste. En conséquence, l'hindou aura une méfiance quasi innée à l'égard de toute innovation, une attitude de refus par rapport à ce qui ne figure pas dans la tradition.

Il y a donc une conception de la culture hindoue qui tend à entretenir l'idée que le changement social est inutile et qu'il s'agit d'une déviation par rapport aux conduites personnelles. D'après la conception hindoue, toute activité hindoue comporte deux aspects :

Pour l'homme, c'est gagner sa vie, accomplir des tâches matérielles (profession) élever sa famille, réaliser le *moksa*, pour la femme, c'est avoir des enfants dont un fils et les élever, satisfaire son époux.

On voit combien le groupe social est une condition *sine qua non* pour la survie sociale de l'Indien. Sans groupe, il n'existe plus comme tel. Quand l'hindou n'appartient pas à l'ordre des castes et qu'il est intouchable, il n'a aucune raison d'espérer atteindre la délivrance.

Le *dharma* que va accomplir l'individu constitue le véritable ciment social entre les individus. Ce n'est ni l'état ni le roi, ni la naissance qui gouvernent le peuple, ce n'est que grâce au *dharma* que les gens se protègent mutuellement (« *dhar* » a le sens de soutenir, supporter, nourrir). Le *dharma* n'est pas seulement le principe qui guide les actes de l'individu et organise les relations sociales. Il est aussi, le schéma du cycle de vie idéale dans le sens où il définit les devoirs que l'on doit effectuer aux différents stades de la vie ainsi que la manière dont chaque étape doit être vécue.

. Le *karma*

Il correspond au cycle infini des naissances, renaissances de la mort à travers lequel l'âme d'un individu progresse ou régresse d'existence en existence au-dessus ou au-dessous de l'être humain, atteint les plus grands plaisirs, la parfaite sérénité ou touche le fonds de la souffrance.

. Le temps (*kala*)

Dans la culture hindoue, le temps est symbolisé par *kala* qui est vénéré en tant que dieu de la mort et de cet inexorable destin qui fait naître les êtres humains, les fait croître, puis les dévore. Le temps est considéré comme un cycle. Mais cela n'est qu'apparent. Le temps réel est permanent, absolu. On peut faire le rapprochement avec la réalité et la *maya*.

Le temps n'est pas objectivable comme en occident. Les évènements historiques n'ont pas ce caractère d'immédiateté dans la vie des Indiens. Rama, Sita qui sont des personnages mythiques sont aussi actuels et psychologiquement réels que des personnes comme Gandhi, Nehru

Pour clore ce rapide survol de la culture hindoue et de ce qui la constitue, on peut s'interroger sur ce qui empêche l'hindou de vivre son *dharma*. D'après la théorie psychologique indienne, le nouveau-né vient, doté d'un inconscient très individualisé. Trois qualités ou *gunas* lui sont nécessaires : le *sattva* ou clarté, le *raja* ou passion, désir, le *tama* ou obscurité.

S. Kakar, psychiatre, psychanalyste, dans une très belle étude sur le monde intérieur hindou, a pu écrire *« l'inconscient de l'enfant s'oriente vers la lumière de manière innée. Les forces d'obscurité et le désir ne sont nullement absents. Si l'individu a un « guna » favorable, il n'y aura pas de problème. Si, en revanche, le « guna » lui est défavorable, il devra alors consacrer plus d'efforts pour vivre son dharma afin que les perspectives lui deviennent favorables. Une personne vit par ses désirs et ses désirs engendrent ses actes. Elle récoltera ce qu'elle a fait. Le karma n'est pas qu'une doctrine de la réincarnation ni une doctrine du fatalisme ou de la prédestination » (p. 87, 1985).*

Etant donné la tendance innée de l'inconscient à s'orienter vers la lumière, on est sûr qu'un jour ou l'autre, tout individu parviendra au *moksa*.

Le *karma* est donc bien une promesse d'espoir. De toute façon, il est difficile d'échapper à son destin.

C'est l'histoire de cette femme qui, dans un rêve réalise ses impulsions agressives à l'égard de son mari. Elle s'exclame spontanément que c'est à cause de ses *samskara* et que ceux-ci entravent les efforts qu'elle fait pour être une bonne épouse.

On voit à quel point, la conception hindoue de la vie insiste sur les limites intérieures de l'individu et combien, à la différence de l'occidental qui va surtout mener une lutte contre le monde extérieur pour le dominer, l'hindou s'oriente, d'abord, vers cette vie intérieure plus essentielle à son devenir.

4. La place de la mort dans l'hindouisme

Dans la tradition hindoue, l'identité est liée à la religion qui a toujours existé et existera toujours. Pour les hindous, il n'y a ni commencement ni fin et la religion n'a pas d'origine. Elle ne connaît pas non plus de fondateur humain. Cela n'est, bien évidemment, pas sans conséquences sur l'idée qu'ils se font de la vie et de la mort.

L'hindou se ressent donc comme un voyageur sur une route sans fin. La vie terrestre n'est qu'un passage précédé par d'autres, suivi par d'autres.

Les principales étapes de vie de l'hindou sont célébrées par des rites : ceux de la naissance, du mariage et de la mort.

L'existence dans ce contexte est comparée à une roue toujours en mouvement et que des épopées indiennes comparent à une danse rythmée par la flûte de Krisna (personnage appartenant à la Bhagavad Gita (texte daté du IIème siècle av. J.C.)

La mort à travers l'histoire de l'hindouisme n'est pas vécue comme une ennemie par l'hindou. Dès sa naissance, pour lui, la mort n'est pas une fin en soi puisqu'il va renaître ailleurs et que l'important est de briser la chaîne des renaissances. Il appartient depuis toujours à l'éternité.

Au contraire de l'occidental qui cherche à éviter la mort qui l'angoisse, l'hindou, lui, cherche à s'émanciper de la vie, à sortir de l'existence terrestre. Il voit son existence terrestre comme une négation de l'être, son objectif consiste à y renoncer. L'existence est pour lui absence de réalité et non-affirmation de ce qu'il est et devient (p ; 109, Tison, la mort dans l'hindouisme).

5. Le sacrifice

Dans cette tradition, le sacrifice occupe une place centrale Car sacrifier permet de tisser des liens entre les êtres qui ne sont pas ou ne sont plus unis. Il permet de maintenir l'ordre du monde, le *dharma* que chaque hindou accomplit en remplissant ses devoirs de classe.

Qui sacrifie ? Les brahmanes ne sont pas les seuls habilités à offrir des sacrifices, à assumer les fonctions du *yajamana*. Les trois *varnas* supérieurs peuvent remplir les mêmes fonctions. Le dernier, celui des *sudras* qui les sert, en est exclu. Les femmes sont éliminées car on les assimile aux *sudras*. Les brahmanes demeurent, néanmoins, les hommes du sacrifice, par définition, puisque, seuls, ils peuvent offrir les sacrifices solennels et que, par ailleurs, seuls transmetteurs du Veda, ils assistent tous les autres officiants dans les sacrifices.

On assimilera en fin de compte tout sacrifiant à un brahmane. Le privilège du brahmane d'officier aux rites d'autrui se double d'un autre privilège, celui de faire sa propre cuisine et de cuisiner pour autrui. La particularité du sacrifice en Inde, c'est qu'il existe une relation étroite entre cuire et sacrifier. On peut dire que cuire, c'est sacrifier et inversement, que sacrifier, c'est cuire. On pressent l'importance du feu, indispensable dans les deux actes.

Le premier acte est donc sacrifier : en réalité, sacrifier, c'est reproduire le sacrifice initial du *Purusa* qui, par l'oblation créatrice qu'il a fait de lui-même, a mis en place à la fois le modèle et les conditions nécessaires à l'accomplissement du sacrifice offert par les hommes. Sacrifier, ce sera réparer en quelque sorte ce sacrifice premier, reconstituer le corps du *Purusa – Prajapati* qui s'est éparpillé dans sa création. Autrement dit, le sacrifice et les rites qui le constituent vont être la répétition ou la conséquence de gestes ou d'évènements mythiques.

Le sacrifice apparaît comme un travail. Cela se traduira quand le brahmane officie par une circumambulation autour des feux, des déplacements réglés et incessants d'un bout à l'autre du terrain sacrificiel. Dans le mythe, *Prajapati* n'eut d'autre oblation à faire à l'origine que sa sueur. Il y a son désir de devenir multiple. Ce désir va déterminer son travail sacrificiel. Il va provoquer en lui épuisement et échauffement. Cette chaleur, nécessaire, déclenche le karma, l'action par excellence, c'est-à-dire le sacrifice. On assiste à la transformation de la personne du sacrifiant ce qui lui permet de passer du travail sur soi qu'est le désir à l'extériorisation qu'implique l'acte créateur dans le cas de *Prajapati*.

Le deuxième acte du sacrifice est cuire. Puisque le sacrifice est une cuisson, on peut dire que toute cuisson est un sacrifice. L'opération, en elle-même, a pour effet de produire des aliments destinés d'abord aux dieux et qu'il faut servir par un sacrifice avant de pouvoir consommer ce qu'ils auront laissé.

Dans la célébration du mariage, il est un rite qui rappelle cette prééminence. Dès que le feu domestique du foyer est installé, le mari fait exécuter à sa femme un sacrifice de nourriture cuite. Elle décortique les grains de riz qu'elle fait cuire puis en fait sacrifice au dieu du feu, *Agni*. Avec les restes de ce riz, le mari régale un brahmane et dès lors, matin et soir, il offre deux poignées de riz à *Agni* et à *Prajapati*. Le sacrifice peut aussi être un sacrifice animal voire humain. Le corps de la victime est l'objet d'une cuisson renforcée car cette victime est l'image ou le substitut du dieu. La crémation est aussi un sacrifice. Le cadavre est installé sur les trois feux sacrificiels. Le sacrifiant n'est pas représenté par la victime elle-même.

Il ne s'agit pas de produire une assimilation par le dieu, il s'agit de nourrir *Agni* et de préserver l'intégrité du corps, lequel doit être préparé pour l'au-delà. Si on revient au rite du riz, cité ci-dessus, la cuisson du riz offert par le couple symbolise que le corps du sacrifiant et celui de son épouse surgiront de cette bouillie pour gagner le royaume de *Yama* en suivant les rivières de beurre clarifié qui coulent en direction du ciel tandis que le feu crématoire se repaîtra de leurs cadavres.

Tout cela pour dire que le corps du sacrifiant subit des cuissons métaphoriques tout au long de sa vie, la dernière étant celle de son corps livré au bûcher funéraire.

Pour avancer encore dans l'analyse du sacrifice (qui nous permettra de mieux saisir le sacrifice des veuves, des jeunes épousées et peut être des suicidants) on ajoutera que le sacrifiant doit se dépouiller de son corps profane, se faire *diksa* pour être en état de sacrifier.

Toute la stratégie du sacrifice consiste à donner la seule offrande qui compte, sa propre personne, puis à la reprendre après lui avoir substitué un ersatz.

Le mariage a pu être considéré comme un sacrifice dans lequel le sacrifiant est le père de la jeune fille, celle-ci, la victime, et le mari, la divinité. Toute la vie préconjugale, la jeune fille suivra une préparation. Elle sera métaphoriquement bien cuisinée.

Pour se débarrasser de l'acte, par excellence, le sacrifice, il faut sortir du monde, c'est ce que fait le renonçant. Les feux sacrificiels ne sont pas abolis mais intériorisés. C'est le renonçant qui devient le lieu même d'une combustion. Cuit de son vivant, il n'a pas à être cuit une fois mort. Son corps ne sera pas livré au bûcher funéraire, mais inhumé. En s'instituant comme offrande, il a fait de sa propre personne, de son *atma* identifiée au soi universel, la divinité. Le monde que fuit le brahmane est un monde déjà cuit par le soleil et par *Agni*.

Le sacrifice est nécessaire pour payer la dette que l'on a à l'égard des dieux à la naissance. Mais ces dieux ne sont que des substituts d'un autre créancier qui est *Yama*, le dieu de la mort.

L'homme aussitôt né, naît en personne comme une dette due à la mort, il ne peut se libérer qu'en mourant. Se racheter et disparaître ne font qu'un. Pour se libérer sans pour autant être anéanti, il faut faire accepter à *Yama* un substitut de ce qu'on lui doit : c'est le sacrifice. L'homme fait alliance avec *Agni*.

Engendrer un fils est une manière de payer sa dette aux ancêtres. L'homme est alors assuré de gagner l'immortalité. Le fils aîné est engendré pour obéir aux injonctions du dharma. En Inde la femme n'est rien tant qu'elle n'est pas devenue mère et mère de ce « fils ».

On aura pu le constater, sacrifier en Inde n'est pas un simple rituel de vénération, c'est la participation consubstantielle de l'hindou à son existence terrestre. Sans sacrifice, il n'existe pas. On en arrive au point où l'on peut se demander compte tenu de l'exemple du mariage comme la métaphore par excellence du sacrifice si cette place comme victime désignée offerte à la femme indienne n'est pas la condition *sine qua non* de la réalisation du sacrifice. Elle n'a pas sa place comme sacrifiante. Mais à coup sûr, depuis longtemps, elle l'a comme victime sacrificielle.

Le sacrifice des veuves en est une bonne illustration. Les femmes au décès de leur époux se jetaient dans le feu de la crémation (façon qu'ont les hindous de brûler les morts). Ce sacrifice a été interdit par les Anglais (1829). Ce sacrifice permettait de reproduire le sacrifice initial du dieu.

On peut alors se demander si le suicide des jeunes indiennes face au choix du mariage n'est pas un acte sacrificiel dans la continuité de la tradition hindoue de se donner la mort. D'où notre question :

6. Le suicide s'inscrit-il dans la tradition des *sati*, des meurtres à la dot ?

Les femmes qui se font brûler vives sur le bûcher funéraire de leur mari en un rite nommé *sati* appartiennent à une certaine catégorie de femmes. Nous sommes choqués devant une telle coutume (abolie dès le début du XIXème siècle par les Britanniques). La tradition indienne les exaltait. L'orthodoxie hindouiste les tient pour prestigieuses et revendique la *sati* comme une des caractéristiques de son identité.

Pour les populations, les âmes des *satis* sont fixées au séjour des délices éternels. Il n'y a pas que les veuves qui se font *sati*. Les serviteurs d'un prince s'immolaient à sa mort, les guerriers faisaient *amok* si leur chef était vaincu. La croyance qui anime l'ensemble de ces conduites suicidaires, c'est que le mort doit jouir dans l'au-delà des mêmes biens et services que dans sa vie terrestre. L'idée dominante si l'on se reporte à la tradition du sacrifice en Inde, c'est de régler une dette de devoir et d'amour qui lie les différentes parties au maître commun. Le terme de *sati* qui traduit l'amour traditionnel, la fidélité absolue, le sacrifice de soi comme preuve de cet amour est à rapprocher du terme de *satya* qui veut dire vérité.

Le *satyagraha*, mouvement de non-violence de Gandhi voulait dire ce qui véhicule la parole de vérité. Les flammes terrestres, celles qu'on a tirées du feu domestique installé au moment où le couple s'unit dans la cérémonie de mariage, dressent autour de la *sati* une haie qui dissimule le vrai spectacle de leur mort. Avant de se faire *sati*, une femme témoigne *« mon esprit m'a quitté, il ne reste plus de moi qu'un peu de terre que je veux mêler aux cendres de mon mari. Je ne sentirai rien en me brûlant »*.

Selon les traités du *dharma*, l'épouse fidèle doit accompagner son mari dans la vie terrestre et le précéder dans la mort. Aussi, la mort de l'époux est interprétée comme le signe tangible des péchés de la femme. Elle aura manqué au devoir des femmes ou lésé gravement le vœu conjugal. La gravité de sa faute se mesure à l'âge et plus elle est jeune plus la faute est grave. Le feu apparaît comme le moyen privilégié de la purification de ses péchés. L'infidélité est la source du veuvage féminin en vertu de la loi de la rétribution des actes et de son corollaire : la transmigration des âmes de naissance en naissance. Une victime consentante qui participe de son plein gré à l'acte de mise à mort gagne le *moksa*. D'après les lois de Manu, tuer dans le sacrifice n'est pas tuer, la mise à mort sacrificielle du soi est le chemin le plus court vers la délivrance. Mari et femme ne font plus qu'un sur le chemin du ciel. Ils ne sont plus qu'une seule et même « boulette funéraire », un seul et même corps ancestral. La conquête de la délivrance fait de l'individu sa propre divinité. Il ne reçoit pas d'offrande.

Les *satis* sont comme des « renonçant », elles échappent au monde phénoménal, à une forme de soi illusoire. Par cette offrande d'elle-même, l'épouse qui suit son époux sur le bûcher funéraire, va purifier trois lignées pendant 4 à 5 générations, les lignées sont celles de son père, de sa mère, de son épouse.

Son corps de *sati* est une offrande aux ancêtres et une source de libération au même titre que les boulettes funéraires. La *sati* est une expression de la *sakti*, manifestation de l'énergie créatrice et incarnation de la déesse. Victime, victime consentante ou contrainte, telle est la question qui se pose à travers les récits, dans le champ de l'historiographie ? Les immolations étaient-elles des actes volontaires ou les veuves étaient-elles contraintes de se brûler ?

Si leur entourage immédiat (famille, prêtre, caste) et l'idéologie religieuse dominante du milieu dont elles sont issues n'exercent pas sur elles au moment de la déclaration d'intention toutes sortes de pression et de violences pour les conduire au bûcher funéraire, selon l'option choisie, la crémation peut être interprétée comme un suicide, un sacrifice ou un meurtre. Dans un suicide, la mort est plus ou moins volontaire, dans le sacrifice, un élément extérieur, la structure religieuse informe l'acte individuel et l'infléchit. Joseph de Maistre considère que de telles pratiques ne peuvent être commandées que par la superstition. Pour Durkheim, il s'agit d'un suicide altruiste : le moi ne s'appartient plus et se confond avec autre chose que lui-même. A l'occasion d'une sati, les commentaires suivants ont été relatés par la presse : *« La barbarie d'une telle pratique ternit le visage de la démocratie »* (crémation au Rajasthan déc. 1987). On raconte que la *sati* a pu éprouver une véritable passion pour le feu. Elle a pu rêver de son mari mort. Toujours dans la croyance populaire, l'image du rêve est le miroir de la réalité. Il exprime le poids de sa culpabilité. La vie d'un homme est suspendue à la vertu de sa femme. Elle le protège contre les coups du sort, elle assure son bien être ainsi que sa survie par ses vœux et ses observances.

Comment le mari peut-il mourir si elle n'est pas coupable ?

Le 11 07 1979, Jaitrivi s'immole à Jari (district de l'Uttar Pradesh), elle avait rêvé que son mari était tué. Elle se précipite chez sa belle-famille qui la désigne comme coupable, jeteuse de sorts, accablée elle déclare son intention de se brûler. (C. Thomas, p 111).

Le Bon constate la situation tout aussi dramatique des femmes célibataires et des veuves. Il en conclut que pour un sort si odieux, la sati leur permet une fin honorable.

Ewer, commissaire de police, sous le mandat britannique, estime que la *sati* n'est qu'un meurtre. Il démontre qu'à aucun moment, les femmes hindoues ne sont les arbitres de leur destinée. Qu'elles n'ont aucune liberté de décision ou de choix. Dès l'enfance, elles sont soumises sans réserve, entretenues dans un sentiment de vénération à l'égard des brahmanes. Pressées de toutes parts, confuses, leur mort advient avant même qu'elles n'aient pu songer au sort qui les attend (1818, lettre à Bagly, secrétaire du Gvt. Auprès du ministre de la justice, cite par thomas, p. 112).

Si les crémations de veuves ont attiré des foules considérables, c'est parce que la vision, *darsan,* de la *sati* à l'instant où s'accomplit le sacrifice qui la fait être ce qu'elle est et qui la fixe éternellement dans la mémoire des hommes libère à elle seule un pouvoir salvifique sans égal. L'amour terrestre n'est que l'amour sublimé pour le divin, la sati en est le témoignage suprême. On peut évoquer le mythe de la déesse Sati épouse d'un dieu Siva en première union. Pour venger un affront dont Siva a été victime. Elle se retire sur l'aire sacrificielle et s'immole dans le feu de son yoga.

Cependant, il faut savoir que ni les Védas ni les lois de Manu ni la révélation ne font référence à ces sacrifices. Ces sacrifices prennent naissance dans la coutume et les victimes ne sont pas les victimes de la tradition sacrificielle hindoue. Aucun commentateur du *dharma* n'oblige la femme à la pratique de la *sati.* On peut même lire les états où la *sati* est déconseillée : le cas des filles impubères, des femmes enceintes, des enfants en bas âge et quand la femme est impure (le sang menstruel). La situation de veuve, déjà mentionnée par Le Bon fait de la femme un objet de répulsion. Elle doit mener une vie d'ascèse et de mortification, elle se trouve exclue de toutes les festivités domestiques même du mariage de ses enfants. Elle peut recevoir rebuffades, mauvais traitements. On lui donne les restes du repas, on la bat. La brûler vive n'est pas si éloigné de ce qui va se passer pour les « *bride burning* ». Il y a dévoiement du sens initial de la *sati* comme une vengeance remplaçant le sacrifice. C'est ce ressenti de vengeance qu'on retrouve chez les « *dowry's murders* ». Cela n'a plus rien à voir avec le sacrifice hindou, hormis la situation de mort !

Les *bride burning* comme les satis que nous venons d'évoquer meurent dans le feu également et cela à cause du système de la dot. C'est Herrenschmidt (1989) qui rappelle que le sacrifice n'a de sens qu'à être effectué dans l'intérêt du sacrifiant.

On se souvient que le mot *karma* (action en général) peut vouloir dire action sacrificielle. On connaît le succès de la doctrine de la loi karmique qui veut que tout acte positif porte des fruits positifs et que tout acte négatif porte des fruits négatifs. Dans le sacrifice, l'homme espère un résultat. Malamoud note que c'est dans le cadre du rite sacrificiel que se forme en Inde la première relation de type salarial. Avant d'être économique, l'économie est religieuse.

Le sacrifice humain est essentiellement une méthode d'assurance sur la vie. La dimension contractuelle et utilitaire du don l'emporte sur les autres dimensions (d'abnégation, de devoir). Pour les *bride burning*, a-t-on à faire à un sacrifice ou cet aspect économique l'emporte sur tous les autres aspects ? Peut-on considérer qu'il s'agit toujours du sacrifice au sens religieux ? Les « *dowry's murders* » apparaissent en Inde vers les années 1977. Qui sont-ils ? Pour quoi ?

Nous avons rappelé les conditions de statut social de la femme combien lorsqu'elle est célibataire, divorcée ou veuve, la vie est difficile pour elle tant psychologiquement que matériellement. Une femme sans mari n'est rien. *« vieille fille, fille mère, fille de joie »* comme on dit … alors la femme est mariée par sa famille ou elle cherche à se marier. Et pour se marier, il faut une dot. Cette dot est destinée à la famille du mari. Dans la tradition, ces biens constituaient pour la femme un capital qui lui assurait une certaine autonomie. Si elle était répudiée ou si elle se séparait de son mari, elle ne se trouvait pas sans rien. Dans le contexte indien, le mariage est arrangé entre les familles. Celui-ci passe par intermédiaires, astrologues interposés les familles ne demandent parfois même pas le consentement des futurs époux mais discutent des modalités du mariage en particulier de la dot. La dot peut être considérée en une somme d'argent, en bijoux, en saris, en biens de consommation tels que tv, frigo, scooter ... Les deux familles tombent d'accord sur le montant et le contenu de la dot. Le mariage peut avoir lieu. La jeune femme quitte sa famille, pour aller vivre dans sa belle famille. Celle-ci peut habiter très loin. Elle peut se retrouver seule sous l'autorité de sa belle mère. Le problème de la dot a entraîné des abus. Les parents du jeune marié n'ont eu de cesse de réclamer toujours plus jusqu'à tuer la future mariée et faire épouser une jeune femme de son choix à leur fils, en ayant bien évidemment subtilisé les cadeaux apportés à la famille.

On peut affirmer que l'on n'est plus dans le mouvement d'oblation du sacrifice. La situation s'est inversée. L'épouse est jetée au feu et pour en arriver là, l'époux fait abstraction de ce qu'elle est. Il n'y a aucune reconnaissance de l'autre.

Dans « Pensée perverse et décervelage » (Gruppo 8, 58) Racamier a pu écrire « *l'objet est d'abord un ustensile investi tant qu'il est utilisable, cajolé tant qu'il sert et qu'il se laisse séduire, honni dès qu'il se dérobe. La position qui lui est assignée est celle de mécanisme exclu. Nécessaire comme instrument de défense et comme faire valoir, exclu en tant qu'objet proprement dit, disqualifié en tant que personne pensante* ». Dans le passage à l'acte spectaculaire, traumatisant de la « *bride burning* », on peut également avancer l'hypothèse qu'il y a déni de castration chez le meurtrier. Selon la théorie lacanienne, le « *dowry 's murder* » tue l'image qui fait écran à la réalisation de son désir de toute puissance. Ce qui ne l'empêche pas d'être porté dans son acte à la fois par la haine et la fascination de celle-ci. S'il garde son épouse, il ne peut accéder à ce désir. Il ne peut pas posséder, tout avoir. Et cela, il ne le supporte pas. Il est incapable de distanciation, de reconnaissance, là encore de l'autre, mais il peut y avoir aussi dans son acte, l'expression de violence de punition d'une promesse non tenue, celle de la dot non remise pour le mariage.

La violence permet d'avoir une vision dynamique tout en envisageant les choses dans une perspective de changement. « *La violence n'est pas un phénomène individuel mais la manifestation d'un phénomène interac-*

tionnel. Elle ne trouve pas seulement son explication dans l'intrapsychique, mais dans un contexte relationnel. La violence est la manifestation d'un processus de communication particulier entre les partenaires ».

Les participants d'une interaction sont plus impliqués et, par la même, tous responsables. Ici, le sens du mot responsable fait référence à une responsabilité interactionnelle et non à une responsabilité légale. N'importe quel individu peut être violent sous des modalités ou des manifestations différentes. Un individu n'est pas violent en soi, mais il exprime de la violence dans tel ou tel contexte ou interaction particulière (Perrone R., Nannini M., ESF éd.)

La conduite de l'un peut être stimulante de la conduite de l'autre. Nous trouvons ici le concept de victime catalyseuse dont on cherche « *le rôle actuel ou potentiel que son attitude a pu jouer dans la commission de l'acte qui lui a porté tort* » (Négrier-Dormont L., Tzitzis, S., 1994).

Alors que l'agressivité, force de construction et de définition de l'individu sert à délimiter le territoire de chacun, à faire valoir « son droit », la violence au contraire fait éclater le territoire de l'autre et le sien propre, envahit et rend confuse les limites. Elle est une force de destruction de soi et de l'autre. La violence qui apparaît, ici, entre deux partenaires impliqués dans une relation inégalitaire, est violence punitive. Celui qui met en acte la violence se définit comme existentiellement supérieur à l'autre, ce qui est généralement accepté par celui qui reçoit la violence .Dans la violence punition, il n'y a pas de pause, ce qui rend cette violence masquée, intime, verrouillée. Aucun des acteurs n'en parle à l'extérieur.

L'acteur émetteur est souvent rigide, privé de toute empathie, imperméable à l'autre et à sa différence, sinon en ce qu'elle lui renvoie de dangereux pour sa propre existence. Le déni total et le refus de reconnaissance de l'identité de l'autre montre chez celui qui est violent un désir de modeler et de rendre son partenaire conforme jusqu'à le briser. On retrouve la disqualification de l'autre qui va jusqu'à son élimination. S'il y a vengeance, on s'éloigne de la situation sacrificielle en effet les contenus sont dissemblables, les structures aussi. Il n'y a plus de mise en correspondance. La vengeance met en présence deux adversaires. La victime face à son bourreau et réciproquement. Qu'un fils venge son père, qu'un homme se venge sur le fils de son ennemi, les fils ne sont que les substituts du père. ses prolongements. Il n'y a toujours en présence que deux adversaires. Le sacrifice implique trois partenaires au moins : le sacrifiant, la victime, la divinité, parfois, il peut y en avoir quatre.

De plus, la vengeance est le contraire du sacrifice puisque le vengeur déteste la victime, veut la faire souffrir tandis que ce que le sacrifiant éprouve pour la sienne, c'est de la reconnaissance. Mais l'on peut se demander si le sacrifice est tout à fait absent de la vengeance. Il y a des projections de tous ordres : *« j'ai peur de la victime que je viens d'immoler. Je lui ai fait mal. Elle va se venger ».* On quitte le registre du sacrifice. On met à mort la victime avec l'approbation des siens. C'est bien ce qui se passe dans les « *dowry's murders* ». Et comme un meurtre sacrificiel n'est pas un péché, il n'y a pas de sentiment d'avoir commis un meurtre. Dans cette violence interactionnelle, on ne doit pas oublier le contexte plus global dans lequel s'inscrit le système de la dot.

Pour être un peu plus complet, nous devons ajouter la relation d'emprise sans laquelle l'indienne ne vivrait ni *sati* ni « *dowry's murder* ». L'esprit de l'indienne est quasiment colonisé par son époux, lui-même conditionné. Elle ne peut rien faire qui résiste sinon mort s'ensuit.

Habituée dès l'enfance à se soumettre à la volonté de l'autre, elle est tout à fait prête à se laisser manipuler une fois devenue adulte. Elle aura du mal à réagir par la parole, la colère, aux humiliations subies en tous genres

Alors, le suicide est-il du même type ? Un acte sacrificiel ?

D'après Manu, tuer dans le sacrifice n'est pas tuer. Si le meurtre en soi est haïssable, la mort sacrificielle est le chemin le plus court vers la délivrance et le groupe n'en fait pas les frais.

Victime des pressions de la famille et de la future belle famille qui ont concocté un mariage ?

En un sens, oui puisque la jeune fille se rebelle contre l'ordre établi de tous temps, le rompt en refusant le mariage arrangé. Ce n'est, en effet, pas elle qui décide mais la continuité trans- générationnelle qui entraîne les uns et les autres dans un cycle immuable. La jeune fille indienne est liée à son groupe et au *dharma* de son groupe. Si elle casse cela, elle met tout son groupe en porte à faux avec les croyances hindoues.

Quand elle hérite d'une double culture, comment faire pour allier les deux cultures ?

La mort, le suicide sont une échappée pour que le tout continue à survivre. La mort étant un passage et non une fin en soi, chaque indien ne fait pas de la mort un objectif mais un passage.

Le suicide peut être considéré comme un sacrifice nécessaire pour ne pas rompre la chaîne de la vie et le cycle des réincarnations.

7. L'éducation des jeunes filles dans le contexte indien. Des modèles.

L'existence d'une sphère féminine et domestique donne à la femme la possibilité d'être productive, énergique, de vivre de façon autonome, indépendamment des valeurs patriarcales.

A partir de l'enfance, on commence à vouloir faire de la petite indienne une femme accomplie. On va lui enseigner ses futurs rôles en même temps que les vertus indispensables à la bonne réalisation d'elle-même, soumission, docilité, grâce.

Eduquer sa fille à la docilité, c'est la préparer à son futur rôle de belle-fille : elle devra s'adapter à une maison qui lui est tout à fait étrangère et obéir à sa belle-mère, la servir ainsi que ses belles-sœurs.

Si elle n'y arrive pas parce qu'elle ne parvient pas à s'entendre avec sa belle famille, elle sera l'objet de honte pour sa propre famille. Pour y parvenir, elle s'exerce à des jeûnes, à des prières où elle demande à devenir cette bonne épouse, effacée qui sait se sacrifier. Au début de la puberté, elle redouble de conformisme par rapport à son entourage. Elle a appris à intérioriser les idéaux qu'on lui a imposés pour s'assurer l'amour de sa mère. Avant le mariage, elle doit être plus que jamais la parfaite fille de celle-ci.

C'est Sita qui est l'un de leurs principaux modèles. Mais lorsqu'elles arrivent en France, elles n'ont plus Sita comme modèle. Néanmoins, Sita demeure une référence parmi les indiennes hindoues, référence surtout auprès des plus âgées.

Les qualités de la déesse Sita, la gentillesse, la douceur, l'obéissance, l'humilité sont très éloignées des qualités exigées dans le contexte occidental qui sont des qualités de combativité, de conquête, de domination. Ce qui fait dire à certaines pondichériennes immigrées « il y a le risque de perdre un peu de notre identité indienne en adoptant de nouveaux modèles ».

Par peur de perdre cette identité, les mères harcèlent leurs filles sans réaliser la souffrance extrême que celles-ci vivent et certaines ne pouvant faire face se donnent la mort.

Bibliographie

Altekar A.S.(1978) The *position of women in Hindu cities from prehistoric times to the present day*, réd. Bénarès.

Biardeau, M. (1972) *L'hindouisme, anthropologie d'une civilisation*, Flammarion.

Biardeau, M. (1972) *Clefs pour la pensée hindoue*, seghers.

Deliège, G. (1993) *Le système des castes*, Que sais-je , coll., PUF.

Derrida, J. (1992) *Donner la mort* in L'Ethique du don, Metaillié, Paris.

Dumézil, G. (1979) *Mariages indo-européens*, Paris, Payot.

Dumont, L. (1996) *Homo hierarchicus, essai sur le système des castes*, Gallimard, Paris.

Freud, S. () *Totem et tabou*, PUF.

Herrenschmitt, O. (1981) *Le sacrifice du buffle* en Andhra, in Biardeau, ed. p. 137-177.

Kakar, S. (1982) The inner world, a psycho-analytic study of Chilhood and society in India Oxford Univ. Press trad.F. *Moksha, le monde intérieur, enfance et société en Inde*, Belles Lettres, ed 1985.

Malamoud, C. (1976) *Le sacrifice dans l'Inde ancienne*, PUF.

Pouchepadass, J. (1975) *L'inde au XX ème siècle*, PUF, Paris.

Shastri Rao (1953) *Women in the sacred laws*, Université de Bombay, Bhavan books.

Thomas, C. (1996) *Cendres d'immortalité, la crémation des veuves en Inde*, Seuil, Paris.

Tison, B. (1996) *Des femmes victimes de leur tradition : « sati » et « bride burning » en Inde*,

Centre intern. Des sciences criminelles de Paris, Mémoire déposé à l'Université américaine de Washington D.C., dir E. Viano, L. Negrier-Dormont, C. Jonas JF. Katz.

Tison, B (1997) *Des victimes dans l'inde contemporaine*, les *bride burning, une approche psycho-ethnologique*, dans revue de philosophie sociale et de criminologie de l'acte, N° 910, ed de Nanterre, dir. Negrier-Dormont L., Tzitzis.

Mini Glossaire, destiné à aider le lecteur non sanscritiste à retrouver le sens des mots sanscrits dont on a dû faire usage au cours de ce chapitre.

Les mots sanscrits se prononcent à peu près comme en français. On notera, cependant, que le « u » se prononce « ou » et que le « s » se prononce toujours « ss » (rasa se prononce rassa) et que le « g » est toujours dur (gita se prononce guita). L'accent circonflexe marque que la voyelle est longue.

Atma-batya : le suicide ou la mort volontaire.

Atman : le soi, conçu comme principal, animant l'être empirique de naissance en naissance.

Bhagavadgita : « Chant du bienheureux », section la plus célèbre du Livre VI du Mahabharata, discours de Krsna à Arjuna qui constitue la charte de la *bhakti* orthodoxe.

Bhakti : la dévotion est la forme dominante de l'hindouisme où prévaut la relation personnelle qui unit le dévot à la divinité d'élection ainsi qu'à la notion de grâce divine.

Dharma : le dharma est sur le plan universel : l'ordre cosmique qui soutient le « triple Monde » ; sur le plan individuel : la conduite appropriée en fonction de la naissance dans tel groupe social (*jati*) et dans tel sexe.

Diksa : c'est la (consécration) phase préliminaire du sacrifice védique, l'initiation du futur sacrifiant. Dans l'hindouisme, c'est l'initiation dans une secte.

Dot : la pratique de la dot est interdite mais encore dominante et liée à celle du mariage arrangé. Les parents doivent donner à leur fille des bijoux en or et des habits qui constituent en quelque sorte sa part d'héritage anticipé. Ils doivent en plus donner de l'argent et des cadeaux à la famille du garçon. Avec la civilisation de consommation : la famille du garçon demande selon le niveau social : voiture, scooter, réfrigérateur. Cette pratique a même gagné les milieux non hindous : musulmans, chrétiens. La dot est un grand souci pour les familles qui ont des filles : dès la naissance, celles-ci doivent commencer à économiser en vue de leur dot. Si la dot promise n'est pas donnée ou si les parents de la fille n'accèdent pas à des demandes qui viennent après le mariage, il peut arriver que la jeune mariée soit tuée par la belle-famille.

Guna : nom des trois composants de la nature : *sattva*, *raja*, *tama* qui sert à classer les êtres.

Hindou : de religion hindoue ; à ne pas confondre avec indien.

Hindouisme : grande religion pratiquée en Inde.

Kama : « désir » et, plus spécifiquement, « désir amoureux », l'un des buts de l'homme, assuré par son épouse.

Karma : « acte ». L'acte et le rite sacrificiel ; le principe de causalité universelle qui régit l'acte et ses effets immédiats ou différés. Les actes commis dans les vies antérieures : la doctrine de la rétribution des actes.

Lila : jeu divin, le monde phénoménal conçu comme *maya* des dieux, création ludique de la divinité suprême, et, par là même, mise en perspective et relativisée.

Mahabharata : la plus volumineuse des deux épopées brahmaniques l'autre étant le *Ramayana*) attribuée au mythique *Vyasa* et relative à la dynastie lunaire. Sa composition s'étale sur des siècles et elle comporte différentes versions régionales. En gros, elle apparait déjà constituée dès les premiers siècles de notre ère.

Manu : il est « l'Adam » de plusieurs mythes brahmaniques, on lui attribue le traité des lois le plus orthodoxe (en français : lois de Manu) de date indéterminée.

Moksa: délivrance, libération du cycle des renaissances et du « circuit » de la transmission (*samsara*, autre manière de désigner le monde phénoménal).

Prakriti : forme primordiale. Un des noms de la nature originelle dans le purana et le *sankya*. Sa forme féminine permet l'identification tantrique de la *sakti*.

Ramayana : une des deux grandes épopées brahmaniques. Geste du roi idéal de la dynastie solaire, *Rama*, qui est aussi un avatar de *Visnu*.

Sattva : le premier des trois composants ou *guna* de la nature, celle qui est lumineuse, pure, pacifiée et qui domine dans l'être qui accède à la connaissance.

Sati : femme qui se jette dans les flammes du bûcher de son époux défunt

Satya : la vérité, la parole de vérité qui fait être ce qui est.

Smrti : souvenir. C'est la tradition par opposition à la révélation. Vaste ensemble de textes comprenant des compléments des parties ritualistes de la révélation, des traités, des lois socioreligieuses (*dharma-sastra*), les deux épopées (*Ramayana*, *Mahabharata*) les *puranas*.

Upanisads : groupe de textes appartenant à la révélation védique qui prêche la délivrance des renaissances et montre la voie vers l'absolu.

Veda : litt. Savoir. C'est le savoir par excellence. La révélation. Les textes qui le constituent sont répartis en quatre grands groupes qui forment les quatre védas.

Divinités, esprits, héros, cités dans le texte

Agni : dieu du feu, dieu du sacrifice

Arjuna : le plus illustre des cinq *Pandavas*, fils de *kunti* et d'Indra. C'est à lui que *Krsna*, cocher, de son char de guerre, révèle les principes d'action, conduite en conformité avec le devoir, qui constituent la Bhagavad Gita.

Brahma : une des divinités majeures vue parfois comme le créateur ; présent dans de nombreux mythes.

Brahman : l'absolu, l'unité cosmique. La triade (*trimurti*) de *Brahma*, *Visnu*, *Siva*, les trois aspects de *Brahman*.

Krsna : « le noir » : huitième avatar de Visnu. Dans le *Mahabharata*, il est allié aux *Pandavas* et conduit le char d'*Arjuna*. Par la suite, *Krsna* devient l'objet d'un culte fondé sur une religion plus personnelle, nourrie de l'amour du fidèle pour son dieu.

Rama : héros du *Ramayana*, septième incarnation de *Visnu*.

Sakti : déesse personnifiant l'énergie ou le pouvoir divin. Se manifeste sous de multiples formes féminines. Toutes chargées d'un caractère particulier, telles parvati, épouse de Siva

Savitri : déesse dans le *Mahabharata*.

Sita : l'épouse idéale compagne de Rama dans le *Ramayana.*

Siva : Avec *Visnu*, l'un des deux protecteurs du panthéon hindou. C'est le dieu de la procréation, de la vie, de la danse, mais aussi de la destruction du monde et le Grand Yogi par excellence.

Visnu : l'un des dieux majeurs du panthéon hindou avec *Siva* et *Visnu*, le préservateur, le sauveur du monde, s'est réincarné plus de 30 fois pour rétablir le bon ordre des choses, dix avatars étant mis en avant par une tradition tardive. Deux de ses réincarnations ont nourri les deux grandes épopées. *Rama* dans le *Ramayana* et *krsna* dans le *Mahabharata.*

Il existe 4 grandes castes : les brahmanes qui ont le plus haut statut, dévolus à l'étude des textes ou à la prêtrise. Les prêtres brahmanes ne desservent que les temples dédiés aux divinités majeures de l'hindouisme. Tous les brahmanes ne sont pas prêtres.

Les *ksatriyas* représentent la seconde caste. Ce sont les guerriers (armée, police, sécurité…)

Les *vaisyas* : troisième caste, celle des agriculteurs et des commerçants.

Les *sudras* ceux qui servent les autres castes, ils ne sont pas admis au rituel védique

Les *dalits*, autrefois les intouchables, au bas de l'échelle des castes, échelle constituée selon le degré de pureté ou non que l'on a atteint. Plus on est dans un statut élevé et plus on est supposé être pur, proche de l'absolu

Le mot « caste » est un mot d'origine portugaise qui désigne une *jati* (classe sociale)

Les adolescentes à Pondichéry

Brigitte Tison

1. L'héritage français dans les anciens Comptoirs de l'Inde

Depuis 1962, les anciens Comptoirs n'ont plus d'existence, de légitimité en tant que telle. Ils font partie intégrante du Sous Continent indien.

Ces anciens Comptoirs ont entretenu longtemps des relations commerciales avec la Grèce Antique et l'Empire Romain. Puis, des relations se sont établies sous Henri IV avec la création de la Compagnie des Indes que Richelieu réorganisera en 1642 et que Colbert développera.

Caron fonde le premier comptoir à Surate en 1667. Puis Martin crée à son tour le comptoir de Pondichéry. On est en 1673. On y fait à l'époque des cotonnades. La ville va devenir sous les Français une ville administrative et commerciale. Occupée un temps par les Hollandais, elle est restituée à la France en 1693.

Dupleix gouverneur de l'Inde française n'aura de cesse d'appeler Louis XIV à la rescousse car les conflits avec l'Empire britannique sont nombreux. En vain. Finalement, Pondichéry sortira de cette guerre avec l'Angleterre. Nous sommes en 1814. Le parti des « Renonçant » invite les Indiens à revendiquer l'égalité avec les Français de souche.

En 1954, le territoire de Pondichéry est restitué à l'Inde. Désormais, Pondichéry et les autres Comptoirs font partie à part entière de l'état du Tamil Nadu (à l'exception de Chandernagor, situé plus au nord est du pays).

On estime qu'aujourd'hui, environ 20 OO Pondichériens vivent en France et environ 7 000 citoyens français habitent Pondichéry.

Le territoire reste donc une enclave imprégnée de culture française. La culture s'exerce via les écoles, les lycées, les centres artistiques

2. Langue et culture françaises chez les jeunes Pondichériens (nes)

L'usage du français est l'affaire de quelque 600 Français venus du continent européen et qui travaillent là dans les différentes institutions (consulat, lycée, alliance ...).

La langue française est demeurée mais elle est à présent considérée comme une langue secondaire. Quand on débarque à Pondichéry, on est frappé par la survivance du passé français, présent, partout. Des édifices (églises, monuments aux morts) des maisons de style colonial, des établissements français le rappellent constamment aux visiteurs (Tison, 1996, p. 291).

La ville blanche est le nom de l'ancien quartier français, situé à l'est du canal qui sépare la ville en deux, par opposition à la ville noire habitée par les Tamouls. Les rues ont toutes des noms français : Romain Rolland, Dumas, Saint Louis, François Martin Les noms de ville blanche, ville noire s'emploient encore aujourd'hui indifféremment.

Mais la franco phonie « maternelle » ne cesse de s'affaiblir. Outre les ressortissants français, les vrais francophones sont les quelques 1400 élèves du lycée français et les 400 élèves de l'Ashram dont la langue est le français. On ajoutera les élèves et étudiants qui apprennent le français comme langue étrangère à l'alliance française

Il faut ajouter que même l'avenir du lycée est compromis. Problèmes financiers graves suppression de la langue tamoule comme langue secondaire au baccalauréat

En revanche, l'alliance française connait un accroissement de ses apprenants.

3. L'éducation au collège, au lycée : une éducation à la française

En fréquentant le lycée, les jeunes pondichériens font connaissance avec des comportements, des modes de vie différents de ceux que leurs familles leur ont transmis et qu'ils vivent, rentrés chez eux.

Les professeurs mettent en valeur la participation active des élèves, filles ou garçons. Ces dernières découvrent des possibilités de choix, d'indépendance, de responsabilités qui n'existent pas toujours dans la vie de leur mère. *« Ces prises de conscience entraînent inévitablement des changements, des ruptures, des fractures »* (Tison, 1997, p. 294).

La grande majorité des enseignants sont français et le temps de l'école demeure un temps où l'élève prend modèle sur l'adulte et s'identifie à lui. Ils apprennent la liberté, l'égalité devant les apprentissages, la mixité. Les filles découvrent des possibilités de choix, d'indépendance, de responsabilité qui n'existent pas dans la vie de leurs mères.

4. L'éducation dans les familles tamoules

L'éducation leur accorde la place qui est celle de la femme dans la société indienne en général. En Occident, l'individu est unique, indépendant, responsable. L'Europe a lutté longtemps pour la reconnaissance de ce qui apparaît comme un droit sacré, la liberté et il n'y a, en principe, pas de différence entre hommes et femmes en ce début de XXIème siècle. il en va tout autrement en Inde, même si les principes d'égalité entre hommes et femmes sont inscrits dans la constitution indienne (1952).

La société indienne ne vit pas selon les mêmes valeurs : l'individu en soi n'a guère d'importance. Il est relié à sa famille avant tout, aux intérêts de celle-ci. Il n'est pas entré dans les mentalités qu'une jeune pondichérienne puisse aspirer à acquérir son indépendance, sa liberté. Cela reste un courant externe, étranger. Pourtant, les parents envoient leurs enfants à l'école française, leurs filles comme leurs garçons. Mais ils ne réalisent pas l'impact de l'école sur le comportement de leurs enfants.

A partir de la fête de la nubilité qui est parfois le premier traumatisme pour l'adolescente, le regard que les parents portent sur elle change, car leur fille appartient désormais au monde des femmes. Mères en puissance, l'image qu'elle va renvoyer peut avoir des conséquences sur le mariage à venir. Les parents la suivent attentivement dans sa façon de s'habiller, de se coiffer, de se comporter.

Quand on se souvient qu'une jeune fille doit être à la maison, se tenir en retrait face à des étrangers, baisser les yeux, être réservée, on voit le fossé se creuser avec l'attente des professeurs à l'école française qui souhaitent la participation active des élèves. Ce qui fait qu'à l'école déjà, des filles qui se comportent comme elles, qui ont intériorisé l'attente de leurs parents passent pour des sottes, obtiennent des mauvaises notes. Les professeurs invitent vivement leurs élèves à fréquenter le cinéma, à lire des revues. Mais les parents craignent les fréquentations de leurs filles, qui ne voient en règle générale que leurs amies à l'école.

Quant à une quelconque fréquentation avec des garçons, cela reste hors de question. La ségrégation est de règle en pays tamoul. Au lycée, les professeurs mélangent garçons et filles dans leurs travaux d'équipe sans voir les conséquences normales de la mixité : les filles parlent aux garçons et vice et versa.

La vraie question va se poser à la fin de leurs études ou de leur apprentissage ; vont-elles accepter le mariage arrangé par leurs parents ? Vont-elles chercher un emploi à Pondichéry ou vont-elles décider de partir en métropole ?

Leurs décisions ne sont pas seules en jeu. Comme l'exprime une lycéenne : *« aller en France pour soi c'est une idée occidentale »* ; C'est tout le groupe familial qui est engagé dans cette décision. Cela peut avoir des conséquences, entraîner des déchirures irréparables, des séparations sans retour.

5. Le maintien des mariages arrangés ou un choix cornélien pour les adolescentes franco-pondichériennes

L'acculturation se produit quand deux cultures se trouvent en présence et réagissent l'une sur l'autre. Il en résulte des changements subséquents, étudiés entre autres par C. Camilleri. Plusieurs cas de figures peuvent se présenter : une relation réciproque s'instaure dans le meilleur des cas, les deux cultures s'influençant l'une l'autre, aboutissant à ce que d'autres définissent comme un biculturalisme ou, au contraire, la relation est as-symétrique, lorsqu' l'une a plus d'impact et prend le pas sur l'autre, occasionnant tiraillements et conflits insolubles.

On l'a redit : le point névralgique des tensions semble se cacher dans la relation entre l'individu et le groupe social et l'approche radicalement opposée qu'en ont les Indiens et les Français en ce qui concerne la condition de la femme, notamment celle de la femme pondichérienne. Ces jeunes filles ne réclament-elles pas le droit à la liberté et le droit à la parole déjà au sein de leur famille ? Elles cherchent à se conduire conformément au code social qu'elles ont intériorisé, or, ceux qui appartiennent à l'autre culture ne peuvent leur renvoyer la même validation : dans la situation de la tradition hindoue, les droits et les devoirs à l'égard de la parenté étendue constituent l'essentiel des obligations de l'individu comme du groupe, pesant lourdement sur le choix des jeunes femmes, ce qui remet en cause leur identité et entrave la possibilité d'une acculturation sur place : elles ne la croient possible qu'au loin en France, terre d'asile. Partir va devenir un rêve, leur rêve. Car, pensent-elles, là-bas, elles feront ce qu'elles voudront. S'il y a quelques obstacles, elles se débrouilleront de toute façon. Elles vivront enfin leur vie de femmes adultes, faisant elles mêmes leur choix en espérant ainsi échapper au mariage arrangé. Si les parents consentent à les laisser réaliser leur rêve, les conséquences de leur double éducation ne tourneront pas au cauchemar. Bien sûr, elles affronteront des obstacles. C'est le lot de tout un chacun. Le principe de réalité aidant : elles parviendront à accepter certaines choses qu'elles n'auraient pas admises si elles étaient restées.

La femme indienne musulmane a, elle, une vie plus limitée, n'ayant pas une éducation aussi poussée que celle de la femme hindoue. Dans son rôle et dans son statut, il n'y a pas de tiraillement. C'est l'homme le maître et c'est lui qui a toutes les responsabilités extérieures. On ne constate pas de problématique suicidaire parmi les jeunes adolescents musulmanes qui fréquentent le lycée français entre autres lieux. L'identité est plus définie, on n'a pas d'état d'âme comme chez la femme hindoue.

6. Le phénomène inquiétant des suicides chez les adolescentes. S'agit-il d'une question identitaire ?

Si les jeunes pondichériennes essuient un refus à leur demande de partir en France pour poursuivre leurs études (comme disait un père : *« ma fille ne partira qu'avec un mari au bras »*), elles conservent l'amertume d'un rêve brisé qui disparaîtra si le mariage est réussi, sinon s'exaspérera s'il y a échec. Dans le pire des cas, cela aboutira à des conduites suicidaires. Toutes sortes de pressions commencent à s'exercer depuis le chantage moral jusqu'à la violence et à la séquestration (grève de la faim d'une mère, confiscation du passeport d'une fille qui étudiait en France).

Les parents ne sont pas toujours prêts à ce que leur fille leur tienne tête. Les cas les plus douloureux sont ceux des mariages précoces. La fille on l'a rappelé, reste en Inde un fardeau. Certains parents en particulier, les femmes devenues veuves (dont le statut est loin d'être évident) préfèrent s'en débarrasser le plus vite possible. On a accompli son devoir et on a évité le pire. C'est l'exemple de cette mère devenue veuve qui décide le jour du mariage annoncé de sa fille aînée de profiter de la fête pour célébrer le mariage de sa fille cadette non avisée. Ce n'est qu'au matin de la célébration et dans la frénésie des tambours que celle-ci se retrouve sous le dais du mariage.

Un autre cas de figure peut également apporter son lot d'amertumes et de comportements suicidaires. Il s'agit du mariage conclu hâtivement entre la jeune fille et un mari indien vivant en France. Il est auréolé du prestige d'habiter en France, d'avoir des biens. Mais on ne s'interroge pas sur son niveau d'études, ses intérêts culturels et la jeune fille peut se retrouver mariée à un analphabète qui ne supportera pas la supériorité de son épouse et se mettra à la battre et cela sera d'autant plus difficile à vivre que le couple se retrouvera en face à face en France. Ce qui n'est pas le cas évidemment en Inde où il ya le groupe.

Le nombre des suicides a beaucoup augmenté ces dernières années en Inde parmi ces jeunes filles franco-pondichériennes. Le sujet étant tabou, il est difficile d'obtenir une estimation précise. La contrainte sociale, les règles d'une tradition tout à fait à l'opposé du monde occidental expliquent le malaise diffus et général. Il est bien évident que les mutations profondes tant sur le plan technologique que sur le plan des valeurs n'expliquent pas tout. Chaque situation mérite une attention particulière. Il nous a semblé intéressant de livrer au dossier des suicides, le cas de ces jeunes héritières d'une double éducation dont elles n'ont pas toujours intériorisé les paramètres et qui placées devant un choix et des perspectives d'avenir n'ont pas été suffisamment préparées.

Lorsque la jeune fille pondichérienne pourra choisir, d'autres liens se seront noués au sein de la famille. Il n'y aura plus ni cassure ni repli. La génération des femmes indiennes installées en France avaient suivi leurs époux, sans avoir le droit à la parole ni de choisir. Celles qui sont en France participent déjà au choix pour beaucoup d'entre elles, celles qui partent actuellement auront-elles le choix ? Cela n'annule en rien les rites de mariage, selon la tradition. En maintenant la coutume des mariages arrangés, les familles craignent la disparition de l'identité indienne. La question est posée. Mais s'il y a égalité, l'identité se maintiendra. En revanche, sur le plan de la croyance en la réincarnation, cela pose question effectivement. Mais c'est un autre débat.

Bibliographie

Balagourou, (1980) L'enseignement du français à Pondichéry de 1770 à 1980, Delhi, Center for french studies.

Camilleri, C. (1990) *Statégies identitaires*, essai d'une typologie, Paris, PUF.

Choquet, M., Boyer, R. (1995) Les *différences entre les garçons et les filles à travers les enquêtes sociologiques et épidémiologiques,* Bayard, coll. « Adolescents, adolescentes : psychologie différentielle », Paris.

David, G. (inédit) Les *filles franco-indiennes de Pondichéry,* victimes d'un conflit de culture.

Gupta, S.R. (1976) *Love, arranged mariage and the indian social structure,* Journal of comparative studies.

Marius Le Prince (1990) *Un profil de biculturalisme: la communauté pondichérienne de nationalité française* in Echo de l'amitié franco-indienne, N° 45, avril.

Michalon, P. (1990) *Des Indes françaises aux Indiens français ou comment peut-on être franco-pondichérien* ? DEA de sociologie, université d'Aix-Marseille.

Singh, M. (1975) *A study of women in India.* Women in contemporary India, traditions, Images, changing roles, New Delhi, Manohar.

Tison, B. (1997) A propos de Pondichéry aujourd'hui. *Notes préliminaires d'une enquête sur l'émigration des jeunes Pondichériennes vers la France,* in revue Historiens géographes, N° 356, Paris.

Tison, B. (1986) *La communauté tamoule*, CNCDP ; les femmes indiennes en France, association indienne des Caraïbes

Weber, J. (1987) *Les établissements français en Inde au XIX siècle*, thèse d'histoire, Université d'Aix Marseille

Réflexion autour du choix de vie des Françaises d'origine indienne à l'adolescence.

Enjeux de la transmission culturelle en situation de migration.

Anita Mahakavy

Introduction

Le parcours adolescent d'une Française d'origine indienne est peu connu en France. En effet, ces adolescentes restent discrètes dans le monde français. Pourtant, le vécu interne de cette période ne peut se résoudre à une simple expérience de vie. Le contexte historique, le parcours migratoire, l'ancrage culturel et l'environnement d'accueil, aux antipodes des références d'origine, sont tout autant d'éléments qui annoncent une transition complexe et des conflits internes vifs de l'adolescente en devenir femme dans ce nouveau climat culturel. Ce chapitre rend visible ces tiraillements vécus laborieusement et balaye les grandes interrogations en lien à cette période avec un tel héritage. Bien que la culture hindoue ait inspiré ce cheminement de pensée, le vécu interne est surtout à la hauteur du poids culturel annoncé dans la transmission. Cette réflexion divulgue des brèches similaires pour une adolescente française d'origine indienne qu'elle soit musulmane ou encore chrétienne quand il existe une intense crainte aux changements et à la perméabilité de l'autre.

C'est dans une proximité étroite que nous parcourons les sujets tels que : la quête identitaire au sein d'une double culture : les séparations complexes quand tout doit être impérativement préservé ou encore le processus de maturité qui est constamment menacé. Entre les lignes, il est surtout question de réflexion autour des choix de vie de ces adolescentes pour qui l'appropriation de leur propre existence est un périple plus ou moins accessible.

1. La représentation de la culture indienne au sein des familles migrantes vivant en France.

Le voyage de nos parents reste un mystère. Souvent, c'est dans la nostalgie du pays quitté que le récit du voyage se raconte. Ce qui reste confus, c'est la part du désir dans ce choix d'avoir entrepris un voyage sans retour. Le lien qui découle de l'histoire entre Pondichéry et la France a toujours été ambivalent. Tantôt dans un rejet de ce passé de colonisation, dans une imperméabilité culturelle face à la culture du colonisateur, tantôt dans une valorisation du pays qui a, autrefois, été dans une position d'ascendance. Devenir Français serait-il une forme de réparation de ce passé ? Serait-il une volonté de reprendre une certaine ascendance et sur qui ?

Ce terme d'ascendance nous fait penser que sont nombreux les rapports sociaux construits autour de ces positions des uns par rapport aux autres. Le système de castes en est le témoin. L'existence des uns se fait au détriment des autres. Bien que la cohabitation et la co-dépendance entre les groupes soient une norme sociale admise aujourd'hui, les effets néfastes sur les groupes moins bien classés ont aussi des conséquences et nécessitent un cadre juridique afin de protéger les plus lésés. L'équilibre ne peut se concevoir dans une relation égalitaire à l'autre. Cet héritage culturel est encore très présent. La représentation des rapports humains s'entretient dans cette stratification.

Ces réflexions en écho au passé nous amènent à ce présent où nous sentons qu'il y a un besoin pour ces personnes issues de ce voyage sans retour, d'entretenir cette ascendance. La réussite peut souvent se résumer dans le devenir français.

2. Qu'en est-il de la réussite française à l'indienne ?

Il y a deux points de vue qui émergent dans cette quête de sens de ce que représente la réussite.

Il y a le Pondichérien qui idéalise le parcours qui le mènera, lui ou l'un des siens, vers la France. Pays qui va apporter la prospérité dont rêvent bon nombre d'indiens. De surcroit, lorsqu'un indien entrevoit la vie en France, alors celle-ci est teintée d'un fantasme de richesse qui se partage, voire se propage, que même la réalité rapportée au pays ne trouble cette rêverie. Il est évident que la tendance est aussi de nourrir ce fantasme qui se sur-joue dans l'apparat de celui qui retourne parfois au pays. Nous retrouvons là ce besoin de compenser un narcissisme en manque. Le manque de son pays ? Le manque d'une partie de soi qui n'a pas accepté ce voyage sans retour ?

Il y a donc les Pondichériens vivant en France. C'est au sein de la transmission que se joue cette réussite. L'avenir de nos parents, c'est nous ! La réussite, c'est aussi nous ! Le sacrifice est un des moyens pour y parvenir.

Le sacrifice est souvent le moteur d'un vécu religieux. Il est comme une monnaie d'échange entre le mortel et le divin. Dans les Védas, livres sacrés hindous qui signifient *« Livres de la Connaissance »*, le sacrifice est une notion très présente. Les Upanisads, la partie concluante des Védas, rapportent un sens au sacrifice intérieur dans lequel les sites extérieurs sont relativisés au profit de la spiritualité quotidienne : *« Le sacrifice, c'est l'homme »*. (Richard Waterstone, 1996, p. 18). De plus, cette notion est portée et personnifiée par les dieux du sacrifice. Agni, dieu du feu, protège le sacrifice contre les démons et invoque les dieux pour le rituel et Rudra, le dieu du tonnerre qui peut brandir la foudre destructrice.

Le sacrifice, voilà un terme lourd de sens. Le sacrifice est au cœur de la vie morale d'un Indien, qu'il est d'autant plus dans une situation de migration. Par ce détour religieux, il est important d'éclairer l'impact de cette notion dans l'intimité familiale, en situation de migration. Un tout petit espace, parfois un placard dédié au sein du foyer permet de créer un autel. Un autel tout aussi isolé des temples que les familles, nouvellement construites, isolées des leurs. Statuettes divines, encens, photos des ancêtres et encore d'autres objets de rituel sont présents dans ces autels afin de créer l'espace de prière. On y dépose des fruits, des fleurs afin de symboliser un sacrifice. La pratique de certaines restrictions amène à intérioriser ces sacrifices. Les échanges avec le divin se formalisent ainsi. Lorsque la réussite désigne l'enfant qui vient au monde sur le sol français avec des parents nés en Inde, le sacrifice est fait par les parents. Les parents vivent au profit de la réussite de leurs enfants. Cela est lourd pour celui qui reçoit le sacrifice du sacrifié. Un tel poids nécessite des épaules solides.

Voici l'histoire d'un enfant migrant indien. Cette histoire est aussi celle des autres, sensiblement la même, à des détails près. Souvent, le mariage marque le début de l'aventure française. A travers l'union, le voyage se concrétise. Une séparation supplémentaire s'impose aux nombreuses séparations qui ponctuent une vie. Bien évidemment, celle-là n'est pas portée par un rituel.

Il existe des séparations programmées en lien avec des étapes de vie et d'autres non programmées comme la mort, toutes celles là sont accompagnées par des rituels. Il ne faut pas oublier que le fonctionnement culturel indien est groupal. L'existence de chacun ne peut s'entendre que dans un système de groupe qui va penser pour tous. Son fonctionnement est alors orchestré de manière à ce que la fausse note soit évitée. La coordination, la discipline, la co-dépendance, la rigueur et l'obéissance ne peuvent que contribuer à parfaire l'équilibre du groupe.

Cette séparation n'est pas comme les autres. Elle s'engage inévitablement vers un déséquilibre du groupe. Le couple ne s'éloigne pas que des familles respectives mais aussi du modèle familial élargi qui a toujours été l'unique modèle de fonctionnement familial traditionnel. Les repères culturels se désorganisent .La prise de conscience de cette séparation se heurte à l'impératif pour chaque migrant de préserver au maximum la culture d'origine. Le besoin en est même renforcé par ce changement car le changement suscite souvent un accrochage aux repères. Les repères ne peuvent former un univers à eux seuls, ils doivent surtout exister en tant que guide. Lorsque cette difficulté est surmontée, l'évolution se fait vers une acculturation, vers une adaptation dans un nouvel environnement. La perte est inévitable mais elle peut être acceptable et donc acceptée. Ces pertes sont parfois vécues douloureusement et toutes menaces de perte qui adviendraient, réveilleront des angoisses.

Pour en revenir à ce périple de vie du couple qui s'installe en France, il en ressort un isolement très mal vécu. Ce sont les conditions dans lesquelles s'envisage une vie de famille. Le couple donne naissance à des enfants. Au cœur de la naissance raisonnent les manques : le manque de soutien familial, le manque de la transmission d'une mère à sa fille de sa propre expérience de vie. La distribution traditionnelle des tâches au sein du couple, se voit emprunter un partage à l'occidental. La femme peut occuper un emploi tout comme l'homme afin de couvrir les besoins financiers de la famille. La négociation peut dans certain cas être compliquée au sein du couple surtout quand il s'agit de négocier l'éventualité du devenir d'une femme moderne à travers le statut que procure l'emploi. Le père a une place importante dans la vie de son enfant. Il régule l'attraction de la mère envers son enfant et apporte une dimension plus autoritaire dans l'éducation. L'organisation du couple suscite de nombreuses interrogations sur la place de l'homme et, surtout, celle de la femme.

3. La représentation de la femme dans la culture indienne

Elle a connu beaucoup de changements qui suscitent encore des interrogations. Plus qu'un pouvoir, son aura trouble les esprits peu sages. Brigitte Tison dans son ouvrage « Comprendre la culture hindoue » (2005) évoque ce qui caractérisait, autrefois, les femmes indiennes : la beauté, la douceur et la force. Cette triple alliance idéale constituera aussi le danger dans lequel se renfermera la représentation de la femme indienne au fil du temps. L'auteure cite la journaliste Shabana Azmi qui écrit dans l'Hindoustan Times en mars 1988 : « *La glorification de la femme indienne peut constituer un piège éminemment dangereux qui se referme sur elle. En l'appelant « devi » ou « savitri », en l'idôlatrant, on lui vole toute possibilité de se défendre, de se battre ou de faire respecter ses droits* » (ibid, p ; 71). Elle devient alors une victime idéale, bien plus respectée dans son statut de victime que quand elle décide de se défendre. Et pourtant, « *L'hindouisme considère la femme comme la sakti du divin et sa puissance personnifie la moitié féminine du seigneur androgyne qui est l'unique. Toute la conception de la féminité part de cette idée première* » (ibid. p. 72) Les femmes seront demeurées comme sacrées et divines dès l'aube de la civilisation indienne. A la période védique, elles pouvaient jouir d'une liberté qui sera par la suite peu admise. Elles avaient accès aux études, aux rites et pouvaient même parfois choisir leur mari. En parallèle, dans les Védas s'installent des prières pouvant demander la naissance d'un garçon et on y trouve très peu de bienveillance à l'égard des filles. La réalité de l'organisation du système familial hindou renforce les allusions sur le poids que peut représenter la naissance d'une fille. Les parents doivent constituer une dot dès sa naissance afin d'avoir une assurance pour pouvoir la donner en mariage plus tard. Elle peut alors appauvrir la famille alors que le garçon est le sauveur.

Néanmoins, le rapport masculin-féminin en Inde se fonde sur une complémentarité nécessaire pour que la vie soit possible. Le sens de cette nécessité est plus profond et s'engage dans un « *processus d'imprégnation permanente par la conscience (purusa, mâle) des forces de la nature (prakriti, femelle)* (ibid, p. 74).

Les valeurs de la femme indienne sont souvent véhiculées par les héroïnes de la mythologie

Indienne. Nous pensons à *Sita*, l'héroïne du Ramayana (épopée sanscrite), femme de Rama, qui incarne l'idéal de la dévotion conjugale. Elle personnifie les valeurs de pureté, de chasteté et de fidélité pour son époux. Elle nourrit alors l'imaginaire des Indiens dans sa représentation du féminin et réveille des identifications fortes. S'ajoute à cette représentation de la femme, la fameuse notion de sacrifice. *Savitri* apparaissant dans le Mahabharata (grande épopée de la dynastie des Bharata) accompagnera jusqu'à la mort son époux alors condamné. Nous pouvons aussi évoquer certaines coutumes comme la « *sati* » qui emporte la femme veuve dans les flammes surgissant du bûcher de son époux défunt. Ces épopées sont marquées par des personnages à tempéraments divers, dont les liens familiaux et sociaux sont pris dans une conflictualité suscitant des réflexions. Elles renvoient pour chaque indien qui a entendu depuis sa tendre enfance les récits tourbillonnants et fondateurs de sa culture, un univers d'où émergent des valeurs dans lesquelles il se repère, se désigne. Le constat est que nous retrouvons au cœur de l'éducation de la jeune fille des valeurs de soumission qui vont dans le sens de cet idéal féminin. Nous comprenons très vite que son cheminement sera le suivant : d'abord, sous l'appartenance de son père, de son frère, de son mari, de sa famille et pour finir celle de son fils. Elle appartiendra à tout le monde sauf à elle-même.

Au-delà de cette féminité fantasmée, la femme indienne s'affirme de plus en plus depuis l'indépendance de l'Inde en 1947, elle dispose alors d'un statut juridique d'égalité à celui de l'homme. Elle semble depuis tiraillée entre tradition et modernité et se montre à la fois forte et vulnérable.

La fonction tierce du père a toute sa place dans cette configuration

Au sein de notre foyer nouvellement établi en France, seule la sphère familiale prend en charge le poids culturel alors que toute une organisation sociale le portait auparavant.

Cet espace devient un condensé du monde indien. Il y circule des valeurs, des normes, des règles, des rôles, des devoirs, emprunts à la culture indienne. Cette structure familiale donne une place centrale à l'enfant. Au-delà de la migration, le maternage est décliné sur une base qui fonctionne. La plupart du temps, dans cet environnement, l'enfant hérite de fondations sous-tendues par des échanges affectifs de qualité. Le maternel joue un rôle central pour la femme indienne. Etre mère est au cœur de sa vie de femme, sans négliger son devoir d'épouse. La relation mère/enfant durant cette période d'enfance n'est pas encore si troublée par l'extérieur. Les films *Bollywood* tournent des heures et enveloppent l'imaginaire de l'enfant qui entrevoit la vie en Inde. Une grande familiarité à ce pays se développe et donne l'impression par moment d'y être. Les chansons nous couvrent de joie, de tristesse et finissent par nous intriguer et nous font rêver. La langue maternelle se noue à un affect très précieux, elle parle d'émotion. Cette culture spécifique constitue un élément de socialisation très important lorsqu'il y a un retour possible pendant les vacances. La popularité des films rassemble les Indiens et, nous aussi, dans le tas. Un sentiment d'appartenance à la grande famille indienne se développe tout autant que notre affection pour la France, ce pays qui est devenu le nôtre.

Il existe d'autres passerelles culturelles permettant d'entretenir un lien profond avec le pays quitté. Les rites de passage hindous pratiqués en situation de migration sont, au-delà de leur fonction de symbolisation qui marquent une transition de vie un évènement culturel qui renoue avec la transmission. Cette transmission devient alors un devoir pour ces parents. Certains rites amènent les parents à penser le voyage autour de ça. Là-bas, où les rites de passage abordent de manière latente les questions de séparation, ici, ils permettent un rapprochement. Cette contradiction nous questionne sur la pratique et le sens apporté aux rites. C'est pourtant en faveur du sens initial que la pratique se fait mais sa nécessité est soutenue par un désir prononcé d'un renouement nostalgique.

En parallèle, l'enfant côtoie de plus en plus l'univers français. A travers l'école, il se confronte aux différences et les impose aux parents. La réussite scolaire est une volonté profonde dans ces familles. Cette réussite sera le passeport vers une vie meilleure. La méthode scolaire française n'est pas la même que celle qui existe en

Inde. L'enfant est invité à se démarquer, à participer, à dynamiser le groupe, à exister en tant qu'individu à part entière. La méthode indienne fonde l'apprentissage sur la discipline, dans l'ingestion du savoir avant d'arriver à sa manipulation et à son utilisation. La rigueur et l'obéissance sont gardiennes d'une telle méthode. Les parents mesurent la chance que leurs enfants ont d'avoir accès à la scolarité et sont prêts à braver toutes les différences pour y parvenir. L'adaptation est de mise. Cette dernière s'inclut dans le processus d'acculturation, qui génère des modifications dans le modèle culturel de base en contact avec la culture environnante. Ces modifications inévitables sont sources d'angoisse pour ces parents. On autorise l'enfant à être un parfait français concernant son investissement scolaire et redevenir un Indien dans la sphère privée et familiale. Le clivage est difficilement applicable pour un enfant qui s'ouvre de plus en plus à la différence de l'autre et qui finit par devenir le fruit de cette acculturation.

4. Sur le chemin d'un soi étrange à l'adolescence

L'adolescence marque une transition dans la vie d'un enfant qui devient adulte.

Cette transition conduit à des bouleversements à tous les niveaux : physique, psychique, physiologique. Ces changements sont pris en charge par le rite de puberté pratiqué pour les jeunes filles qui ont eu pour la première fois leurs règles. Ce rite de passage marque la fin de l'enfance et l'accès à une vie de jeune femme. Les jours qui suivent ses premières menstruations, elle est entourée par les femmes et, surtout, par sa mère qui la guide. La douleur suscitée en cette période est régulée par une alimentation différente. Elle est lavée, vêtue et ornée de bijoux de femme. Elle sera désormais dans un nouveau corps, mis en évidence par le sari que portent les femmes et pas les jeunes filles. Pour cette première partie du rite, l'immersion dans le monde des femmes est totale. Une enveloppe de protection la couvre et on lui souffle ce qu'elle ne peut plus faire dorénavant et en quoi consiste le rôle d'une femme. De là naît la pudeur. Une émotion bien particulière qui est source de beaucoup de gêne. Il s'esquisse une conscience de son propre corps et, surtout, de son corps sexuel. Les limites paraissent plus évidentes et permettent de protéger l'intimité.

Par la suite, la jeune femme sera montrée à la communauté et reconnue dans son statut de femme et de future épouse et mère.

Le regard des autres vis-à-vis d'elle change et, en particulier, celui de ses parents : une approbation à cette future existence est ainsi formulée.

Et, pourtant, il n'est pas évident que l'action d'un tel rite suffise dans une situation de migration. Dans les cultures traditionnelles, l'adolescence est souvent méconnue, voire inexistante. Au cours du rite se fait le passage de l'enfance à l'adulte. La difficulté est ici d'intégrer l'adolescence à l'occidental. Nous pouvons nous demander comment le rite régule cette transition de vie quand l'environnement annonce une culture adolescente.

Les enfants croisent très peu leurs deux univers dans le quotidien. Il est encore difficile de les confronter car cela implique de révéler sa différence à l'autre. Une différence dans le monde des enfants est souvent dénoncée sévèrement. Il est déjà difficile de composer soi-même avec ses différences. La langue n'est pas la même. Les attentes ne sont pas les mêmes. La place du désir n'est pas la même. Il grandit tout autant que sa conscience de l'altérité. L'adolescente est spectatrice du décalage qui se creuse entre elle et celles qui deviennent ses amies. Elle aborde de loin la liberté et le plaisir qui s'y rattache. Cette liberté s'étend sur la façon de s'habiller, sur la circulation de la parole entre un parent et un enfant, sur la possibilité de faire des expériences stériles et même d'aimer. Plus qu'une frustration, les interrogations l'envahissent. Elle assiste aux premières expériences amoureuses et sexuelles de ses amies. Il peut arriver qu'elle effleure cette liberté secrètement et qu'elle soit aussi envahie par la culpabilité. La sexualité est longtemps suspendue au stade de la découverte pour elle. Cela relève d'un mystère qu'elle ne va résoudre qu'au fil du temps. Même dans les moments les plus intimes de sa vie, l'intrusion parentale psychique gouverne et entrave cette sexualité. Elle se rend compte que cette intimité lui échappe et qu'elle ne possède pas son corps. Elle est encore la propriété de ses parents. La découverte de cette sexualité est aussi complexe que la découverte du sexe opposé.

Le destin du désir dans le monde indien est bien spécifique. Le désir de l'enfant est confondu à celui de la mère qui va s'adapter à ses besoins. Un processus pourtant banal dans l'élaboration psychique de l'enfant dont parle D.W. Winnicott sous l'expression de « *préoccupation maternelle primaire* » est indispensable pour harmoniser le lien mère/enfant. Au cours de cette période d'adolescence, le désir ressent le besoin de se montrer. Cette voie lui permettra une existence identitaire. La confrontation aux désirs parentaux est l'histoire de chaque enfant qui grandit. Nous préciserons que c'est un travail de détachement des désirs fusionnels, des désirs autrefois confondus entre un parent et son enfant. Au sein de cette culture, le désir n'est nullement l'affaire d'un enfant tant qu'il est sous l'autorité parentale. Il doit se contenter d'avoir confiance sur les choix qui seront faits pour lui jusqu'à son mariage. A l'opposé, en France, il y a un surinvestissement des désirs chez l'enfant, les parents ont parfois tendance à s'effacer à ses désirs par crainte d'être moins aimés.

Un vrai dilemme s'impose à l'adolescent en devenir. Bien que le contexte de migration de ses parents le parentifie et lui fasse acquérir une grande autonomie, il doit aussi répondre à un système familial exigeant de lui une interdépendance aux autres membres. La situation de migration renforce ce paradoxe. L'autonomie très vite acquise par l'enfant cohabite étroitement avec une dépendance des parents envers l'adolescent. De surcroit, ces adolescents ne seront pas encouragés par leurs parents à prendre leurs indépendances. La séparation résonne comme une amputation. La culpabilité tiraille l'adolescent qui a envie d'emprunter un chemin qui sera inévitablement différent des siens.

Les échanges se font sous la condition de la dépendance. Le ciment affectif consolide la nécessité de l'autre. L'indépendance raisonne comme un concept à l'occidental dont se méfie l'indien migrant. Dans cet esprit, la femme indépendante est forcément soumise aux dangers de cette vie, souvent associée à une vie de débauche. La femme dans cet inconscient collectif a constamment besoin d'un support de vie qui est d'abord sa famille et, par la suite, son mari. Seule, elle ne peut exister.

Le rapport à la dépendance se construit dès les premières années de vie d'un enfant. Elle est un passage obligatoire dans la vie de tous. Cette expérience, lorsqu'elle est tempérée et considérée dans la réalité d'un bébé qui naît et ne peut grandir qu'en s'exposant à la dépendance, peut apporter une sécurité affective. L'enfant fait alors l'expérience de pouvoir compter sur un adulte qui a sa vie entre ses mains. Ces relations premières soumises à la dépendance ont leur importance dans la structuration psychique de l'enfant. Le lien à l'autre peut se penser dans une sécurité ou dans une insécurité. L'insécurité apparaît souvent dans la mauvaise lecture des besoins de l'enfant se déclinant parfois dans le « trop » ou dans le « pas assez ». Le « trop » étant un investissement excessif qui peut étouffer l'enfant par le désir trop prononcé d'une fusion qui répond à une dépendance inversée du parent envers l'enfant. Le parent agit, selon ses propres besoins, pour se sentir, lui, en sécurité d'une abondance affective.

Le besoin de l'enfant n'est pas entendu. Le « pas assez » est plus visible, il s'agit de la carence qui insécurise un enfant. Il est en situation de survie et la dépendance est alors douloureusement vécue dans une impuissance totale. L'environnement devient pour lui hostile et peut le mettre en danger de mort. Au final, la dépendance sécurisante ne prend sens que si elle est suivie d'un travail de détachement, de séparation.

L'adolescent questionne son rapport à la dépendance durant toute cette période. Parfois, cette régression est un doux souvenir, parfois cela l'agite. Il en a besoin mais il tente de s'en défaire. Son besoin de liberté est aussi grand que sa dépendance. La peur de l'inconnu le pousse à rebrousser chemin. Une régression nécessaire pour revivre dans le meilleur des cas des instants d'insouciance et dans le pire des cas cette dépendance ravivera un état d'impuissance insoutenable et qui peut conduire l'adolescent à se mettre en danger. Ces va- et-vient entre l'enfance et le monde des adultes ne font que mettre en évidence un travail de séparation.

Ce tiraillement qu'induit la séparation est aussi présent chez nos adolescents grandissant d'origine indienne. Chaque membre de la famille a le souci de préserver la tradition en cette période où l'adolescent s'ouvre de plus en plus vers l'extérieur. Les règles sont plus présentes, le contrôle plus conséquent. Le besoin de refermer le cercle familial est d'autant plus important que le risque de perméabilité est grand. La séparation qui se trame autour de ces liens menace ce cercle et rend les frontières culturelles poreuses pour les parents. La question du choix identitaire qui anime l'adolescent l'engage dans un travail de compromis. Le choix s'incline parfois face à la force des désirs parentaux. Mais il est plutôt favorable et sain pour un adolescent d'exister et pour ce faire il doit confronter ses propres désirs à ceux qu'on tente de lui imposer. La demande des parents est inconsciente. Le besoin narcissique d'une transmission réussie et idéalement attendue affecte les relations et peut parfois contraindre l'enfant à des choix cruciaux, à des dilemmes insoutenables. Le travail de compromis trouve l'inspiration pour ces adolescents dans la richesse des cultures à sa disposition. Il a la possibilité de prendre autant de sa culture maternelle que de sa culture natale. En revanche, pour y parvenir il devra braver les états émotionnels que suscite cette confrontation face aux désirs parentaux. La transgression a souvent raison d'être pour l'adolescent. Il questionne les limites qui seront les siennes plus tard. Il cherche à exister en tant qu'individu à part entière. Il tente de donner du sens à son mal être et à le rendre visible pour l'autre. Il souhaite tout simplement grandir. Tout comme pour le parent où la tentative d'injection de ses propres désirs soutenue par l'enfant idéal a aussi sa raison d'être .Il espère un meilleur avenir que le sien. Il cherche à préserver intactes les références qui ont été les siennes. Il n'existe que pour ses enfants.

Le cloisonnement devient un mode de fonctionnement tout autant pour les parents que pour les adolescents. La vie de famille n'est pas l'affaire de l'extérieur. Des bribes d'informations peuvent se partager mais les éléments conflictuels sont maintenus dans la sphère privée. De son côté, l'adolescent intègre ce cloisonnement dans les différents domaines de sa vie. Il mène une vie sociale d'une grande banalité, les amitiés sont investies mais il garde, lui aussi, une certaine distance avec l'autre. Cette distance correspond à ce fossé culturel qui ne permet pas encore d'établir une passerelle vers l'autre. Ce qui circule au sein de la famille est de l'ordre de l'intimité et le doute que l'autre puisse être apte à recevoir cette intimité incite l'adolescent à rester secret. Les règles sont différentes et les interdits le sont aussi.

Les interdits interrogent la liberté dont bénéficie l'autre. L'adolescent interroge par nature ces interdits. La quête du sens lui permet d'intérioriser les limites. Sur ce chemin, il se heurte à des incompréhensions et remet en cause certains interdits. Les interdits ont dans le meilleur des cas la fonction d'établir une protection interne mais peuvent parfois déguiser des peurs parentales et s'instaurent sous forme d'autorité bienveillante. On effleure quelque fois l'interdit de l'autre différent de soi et l'interdit de l'extérieur différent de chez soi.

Il en résulte une certaine ambivalence relationnelle qui crée des confusions dans les ressentis de l'adolescent qui peut être noyé dans les non-sens. Il se débat pourtant pour atteindre une certaine cohérence dans sa façon de mener sa vie dans les débuts de son indépendance. Un besoin d'affirmation le submerge alors que la docilité le rattrape. Le sens de l'indépendance n'est-il pas en lien avec celui de la liberté ? Pour commencer, la liberté d'exister. Cette revendication n'est-elle pas d'un style très français ? En effet, un sentiment de trahison est intensément vécu et il est constamment question de trahison de sa famille et de sa culture. Ce sentiment entrave l'évolution qui mène à la liberté et renferme. S'ajoute à ce tiraillement celui de décevoir. La déception éprouvée alors par les parents n'est que le fruit de la confrontation des désirs et dévoile surtout une mise à nu de la réalité de l'enfant en devenir adulte. La déception est témoin d'un processus de deuil par lequel les parents passent pour accepter la réalité de leur enfant qui est loin d'être la leur. La projection de ce ressenti brut envers l'enfant peut prendre de l'ampleur et risque de déformer la représentation qu'il peut avoir de lui-même en cette phase de quête identitaire. Par conséquent, tout cela peut le fragiliser, le faire renoncer ou le détourner de son destin.

La jeune fille est particulièrement exposée à ses conflits internes. Elle détient entre ses mains l'honneur de sa famille et doit être une femme de vertu au regard de la tradition. Le poids, elle le ressent depuis l'aube de sa vie. Elle grandit sous le regard attentif de ses parents qui préparent son devenir femme depuis toujours en constituant le capital, la dot qui sera le témoin de sa valeur pour une union future. Adolescente, c'est sous le regard craintif de ses parents qu'elle avancera à tâtons. Dans un tel contexte, la conscience du destin d'un choix est exacerbée. Choisir n'est pas que pour soi, c'est aussi pour l'autre. Comment ce choix peut-il contenter une volonté collective avec soi dedans ? La réalité de l'acculturation rattrape la jeune femme. Le statut social et professionnel est aussi important en France que le statut familial l'est dans la culture indienne. Les études ne sont pas effectives que pour contenter un profil de future mariée mais elles donnent naissance à une réelle volonté de se faire une place au sein de la société française. La fin des études n'aboutit pas à un mariage comme en Inde. La jeune femme va se projeter dans un devenir de femme active, les parents ont aussi intégré ce schéma de vie qui va apporter un meilleur confort économique et en fera leur fierté. Tant que le mariage n'est pas arrivé, la jeune femme restera l'enfant de ses parents. Est-il possible de grandir en restant cet enfant ? Cet entre-deux se vit parfois comme une tempête, les contradictions se déchainent, le vent crée de la confusion, les doutes se cumulent, les fondations basculent et quand le calme réapparaît, le choix doit être fait. Pour les jeunes filles françaises d'origine indienne le choix de l'autre, le choix amoureux fait transparaître le conflit et sa résolution.

5. Le Choix de l'autre

Au cours de cette période de transition, l'adolescent connaît des phases d'investissement et de désinvestissement qui vont cheminer vers un extérieur. En premier lieu, le détachement vis-à-vis des imagos parentaux va s'opérer. Ce besoin est sous-tendu par les conflits psychiques qu'il traverse et va lui permettre de rendre possible une séparation saine. L'enfant deviendra un partenaire de vie, égal à l'adulte que représentent ses parents. Suite à cette phase de désinvestissement, il se produira un repli narcissique où la focalisation de l'adolescent porte sur lui-même. Une étape importante qui va le questionner sur son identité et sa position de futur adulte. Enfin, son regard se posera sur une personne extérieure à sa sphère. Cet investissement objectal va lui donner une ouverture à l'autre, différent de ses parents et différent de soi. Les relations amoureuses prennent en cours ce travail et constituent l'interface de rencontre de deux histoires de vie.

Le travail de séparation remue profondément l'adolescent et ses parents. Il réveille les blessures anciennes vécues par les parents et la façon dont ces ressentis ont trouvé une issue. L'adolescent qui se sépare se retrouve parfois à entreprendre sa séparation et celle de ses parents vis-à-vis de lui lorsqu'elle raisonne comme une rupture dans leur inconscient. Dans ce cas de figure, le travail de séparation est troublé et entrave le processus de maturité.

Le contexte de migration rend délicat ce travail. Les parents sont souvent aidés par l'enfant, par conséquent l'accompagnement de l'adolescent dans cette phase se dévoile complexe. La famille se referme sur elle pour la rendre la moins perméable aux influences extérieures. Le chemin qui mène à la sortie pour l'adolescent se resserre et devient de plus en plus étroit. Les choix s'amenuisent et se rendent exigeants. Une exigence parentale qui se confond à celle de l'adolescent. Il pense ne plus avoir le choix, il s'en contente. Les rêveries conscientes se focalisent sur un futur à peine palpable où la femme tente d'exister en tant qu'adulte en droit de posséder sa vie et où les choix sont annoncés et non sans cesse rejetés.

Les relations amoureuses se teintent de cette douloureuse épreuve de séparation en cours ; le choix amoureux se révèle sous différents angles et occupe plusieurs fonctions.

Ce choix est remis parfois entre les mains des parents. La confrontation pour la jeune femme est insoutenable et se complaît à répondre à une vie orchestrée. Elle est absorbée par l'intensité des désirs parentaux. Ce non-choix est pris dans une posture infantile de convention et les parents pensent savoir ce qui est le mieux pour la vie de leurs enfants. Ils ont le contrôle des paramètres culturels et répondent favorablement aux codes d'honneur face à la communauté. La séparation est alors maîtrisée par son inachèvement, l'enfant en elle est toujours flottant. Le mariage permet parfois pour certaines femmes de se libérer de l'emprise de la famille. Cette liberté n'est envisagée que dans ce cadre d'union. Cela nous amène à nous questionner sur les enjeux du mariage : le mariage qui arrange ou le mariage qui dérange ?

Lorsque la jeune femme s'autorise à choisir, la lecture de ce choix révèle des conflits sous-jacents. Se mettre en couple présente d'emblée un risque de confrontation aux parents. La naissance d'un couple est soumise à une réussite sans faille. Cet engagement est l'affaire d'une vie et ne peut s'échouer en cours de route. L'échec provoque la honte et peut emporter la famille dans les bas-fonds. La jeune femme devra défendre non seulement le choix d'une personne encore étrangère à la sphère familiale mais, aussi, porter la responsabilité d'un choix non-consenti.

Les configurations relationnelles sont nombreuses. On peut évoquer le cloisonnement de la vie affective chez certaines jeunes femmes. Le secret sur la relation ne peut être révélé qu'en cas d'impasse. La jeune femme est immergée par la peur de s'autoriser l'expérience et la pudeur de grandir. Elle espère obtenir la bénédiction et une autorisation implicite pour son devenir femme. Son statut de femme se voile d'un tabou et le choc de la révélation d'une vie amoureuse est inévitable. Ce cas de figure interroge le travail de séparation dans le sens du renoncement. Ce renoncement semble insoutenable pour ses parents.

La jeune femme au cours de son évolution se déploie de plus en plus dans une culture mixte au sein de laquelle une culture de confort se dessine. Son choix amoureux peut se faire dans une volonté de préserver une proximité et, donc, en miroir à sa double appartenance. Elle favorisera une personne qui est issue de la même origine ou peu différente. Ce choix semble parfois être inconsciemment orienté par les attentes parentales mais dont le compromis est rendu possible par la responsabilité d'un choix individuel. La différence religieuse peut aussi se dresser en travers et l'union inter-castes n'est pas autant réprimée dans ce contexte de migration.

Qu'en est-il pour celles qui font le choix du couple mixte qui les éloigne encore plus des attentes parentales ? Cet éloignement évoque la perte de sa propre culture et pourtant le métissage permet une réelle rencontre entre deux mondes. La réalité de la vie en France sonne le glas du mode de vie indien. Force est de constater qu'un Indien vivant en Inde est devenu plus étranger qu'un Français d'origine quelconque. Ce choix présente une menace beaucoup plus importante. De plus, dans la représentation de la culture française pour des parents indiens, il y a comme une légèreté dans les relations hommes /femmes et la réalité du taux de divorces grandissant renforce leurs convictions. Le couple mixte est menacé et se destine à se rompre dans ce schéma de penser.

S'esquissent parmi elles des profils de femmes qui recherchent une relation épanouissante et s'opposent à la relation de convenance. Il se dégage dans les représentations communes des parents migrants, une valorisation excessive du couple qui se tolère. Le couple peut dysfonctionner tant qu'il fonctionne dans l'apparence. Il doit s'éviter la foudre du divorce qui mettrait en péril sa moralité. L'épanouissement, voilà un concept occidental qui sème la zizanie dans les pensées et qui émancipe les envies, les besoins et les attentes. S'appartenir confère une liberté d'exister. Pour l'environnement, cette jeune femme leur échappe, elle ne sait plus d'où elle vient. Le droit de vivre se transforme en combat quotidien.

Un sas d'incompréhension s'installe entre elle et son univers d'origine. Et pourtant, l'appropriation de sa double culture est la condition à cet épanouissement et c'est ce qu'elle revendique. Elle revendique ses choix de vie, sa vie de femme française d'origine indienne.

Les expériences amoureuses en font les frais. Elles accompagnent les différentes étapes de vie durant toute cette période de transition. Elles s'échafaudent sur des angoisses, des peurs démesurées, sur ce qui devrait être des banalités de vie. Cette vie amoureuse est souvent rattrapée par la pression familiale qui l'envisage comme un choix familial et non un choix privé. Le besoin de posséder, de contrôler la dimension amoureuse est comme vouloir la déposséder de son avenir, de son devenir femme. Quelquefois, la relation répond à une nécessité de régression et engendre une stagnation en miroir avec des sueurs froides. Cette relation muette permet une passerelle vers celle qui va la bousculer, la questionner et lui permettre de s'imposer en tant que femme. De surcroit, les expériences amoureuses explorent les enjeux familiaux, accompagnent des résistances internes, impulsent la séparation. Au final, elles défient le cadre.

Dans l'attente de la relation épanouissante, le vécu de ces expériences sonne comme des échecs qui font écho à une incapacité à satisfaire les parents. La mise en échec inconsciente rencontre les désirs profonds des parents.

Conclusion

L'adolescent arrive à un carrefour où la vie peut emprunter différents chemins. Lors de ce passage, il est parfois soumis aux désirs sombres des siens qui constituent tout être humain. Là où est attendue une impulsion de vie, c'est une force entravant la continuité qui se révèle. Les angoisses contenues au niveau inconscient animent les discordances de vie. Face à la perte, face aux renoncements, la vulnérabilité humaine se défend. L'enfant, aussi longtemps qu'il l'est, protège ses parents de ses ressentis qui risquent de les maintenir dans une illusion de bienveillance. Lorsqu'il devient adulte et rompt avec l'engrenage de la dépendance, il permet de rétablir le sens de la vie qui est aussi le même pour ses parents. Les choix de vie des Françaises d'origine indienne transpirent de complexité mais ne sont pas sans issue. Le dénouement de cette période de confusion identitaire est un travail de tri, de prise de recul autour de nombreuses projections d'états, d'émotions qui viennent pour la plupart, d'ailleurs. Déposées en soi, elles peuvent menacer notre vision du monde et, surtout, notre identité et, donc, notre devenir. C'est alors qu'on réalise qu'il nous appartient plus de choses qu'on ne pensait, en l'occurrence le choix et le désir.

Bibliographie

. Tison, B. (2005) *Comprendre la culture hindoue*, Lyon, Chronique sociale

.Waterstone, R. (1996) *L'inde éternelle. Croyance et rituel. Les dieux et le cosmos. La méditation et l'art du Yoga.* Paris, Evergreen (la sagesse du monde).

L'île de La Réunion et sa jeunesse

Jacques Brandibas[1]

Définir un adolescent d'après son origine est chose ardue à la Réunion. Dans cette région de plus de 800 000 habitants, les jeunes âgés de 15 à 24 ans, représentent plus de 15% de la population totale, soit environ 122 000 personnes. Trouver des données quantitatives concernant leur origine ethnique et culturelle, est chose impossible non seulement en raison de l'interdiction des statistiques ethniques dans notre pays, mais aussi en raison du métissage y ayant cours[2]. Il faut savoir que le métissage, plus ou moins réprouvé selon les époques, a toujours existé et que l'essentiel de la population est dans ce cas[3]. Avec la langue créole, il est le ciment de la créolité réunionnaise.

Dans un premier temps, une description de l'île de La Réunion semble incontournable pour mieux appréhender la population qui l'habite. Ce rapide survol s'appuie sur une étude menée par J. Leclercq (en Master 2, Université de Nancy 2 (sous dir. J. Brandibas et B. Tison).

Puis, J. Brandibas évoquera la situation de 2 jeunes adultes d'origine indienne pris entre modernité et tradition rappelant une nouvelle fois que faire une étude sur la jeunesse réunionnaise se référant à l'hindouisme est chose compliquée dans le pays.

1. L'île de La Réunion

- Quelques données géographiques

Née il y a près de 3 millions d'années, l'île de La Réunion est située dans le sud-ouest de l'Océan indien, à quelques 8OO km à l'est de Madagascar et à 210 km de Port-Louis à l'île Maurice. L'île

[1] Consultation médico psychologique
[2] Malgré l'interdiction des statistiques ethnique
[3] La culture réunionnaise « ne peut être assimilée à un creuset ou alors il convient d'imaginer un immense mortier ( ) dans lequel seraient brassées, pilées, quelques particularités résistantes venues de pays d'origine (Gruchet, 2003).

de la Réunion forme avec l'île Maurice, l'île Rodrigues et quelques îlots mauriciens l'archipel des Mascareignes du nom du navigateur portugais Pedro Mascarenhas qui les explora. Toutes les îles de l'archipel des Mascareignes appartiennent à la République de Maurice, sauf l'île de La Réunion qui constitue un département français d'Outremer (DOM).

La surface de l'île de La Réunion est 1/3 montagneuse et 40% de l'île se trouve à plus de 1 000 mètres d'altitude. Son caractère volcanique est bien connu grâce surtout au volcan dit du « piton de la Fournaise ».

Au cours de son histoire, l'île changea souvent de nom avant de s'appeler définitivement « île de La Réunion ».

2. Quelques données historiques et culturelles

Trois siècles et demi d'histoire ont transformé l'île, au démarrage, île déserte. Arrivés au fil du temps de tous les horizons, les Réunionnais (environ 800 000 habitants) ont constitué une société métissée au sein de laquelle l'on peut distinguer 6 groupes ethniques (bien que le contour de chacun d'entre eux reste flou de par la multiplicité des mariages mixtes).

- La population d'origine africaine et malgache, appelée communément « cafre ». Elle est, pour l'essentiel, issue de la période esclavagiste et trouve ses racines principalement au Mozambique, en Guinée, au Sénégal et jusqu'au nord de Mombassa. Fortement métissée avec la souche européenne, elle s'élève à 35% de la population totale.
- La population blanche, d'origine européenne, représente 25% de l'ensemble de la population auquel il convient d'ajouter environ 5% de métropolitains vivant sur l'île, appelés « les Zoreils ».
- La population d'origine indienne, de religion hindoue, est composée d'indiens tamouls, appelés « Malabars » ou « Malbars ». Elle est constituée de descendants des travailleurs engagés, arrivés entre 1848 et 1882, par dizaines de milliers de la côte orientale de l'Inde (Coromandel) et de la côte de Malabar pour cultiver la canne à sucre. Elle représente environ 25% des habitants, actuellement.

- Les Chinois, ayant quitté sensiblement à la même époque la région de Guangzhou (Canton) se sont dispersés dans tout l'Océan indien. Ils sont estimés, aujourd'hui, à 4% du taux global de la population réunionnaise.
- Les Indo-musulmans du Gujrat (nord de Mumbai, Bombay). Ils sont venus plus tardivement, à la fin du XIXème siècle et au début du XXème siècle. Leurs descendants, appelés communément « les Zarabs », constituent environ 3% de la population.
- Les originaires de Mayotte et des Comores, mais aussi les descendants des engagés d'autres contrées du pourtour de l'Océan indien viennent compléter cette mosaïque humaine.

Le moteur du peuplement de La Réunion a été la culture de la canne à sucre. Cette culture, nécessitant une main d'œuvre abondante, explique le développement de la traite des noirs et de l'esclavage. Cette situation s'est prolongée jusqu'en 1842, année de l'abolition de l'esclavage. A ce moment là, la population composée de blancs, propriétaires terriens pour l'essentiel, de petits cultivateurs d'origine européenne, de noirs, esclaves d'origine africaine. Cette période voit naître le créole réunionnais, langue commune à tous les habitants. Après l'abolition de l'esclavage, l'engagisme a remplacé ce dernier et s'est prolongé jusque vers 1920. Il a vu affluer des engagés de Chine, de l'Archipel des Comores, de Madagascar mais l'essentiel d'entre eux est venu de l'Inde, du Gujrat pour les musulmans et, surtout, du Tamil-Nadu pour ceux se référant à l'hindouisme. L'engagisme indien a connu un fort développement suite à la signature d'une convention entre la France et le Royaume-Uni, puissance coloniale de l'Empire des Indes. Au terme de cette convention, les engagés indiens, volontaires, l'ont été pour une période de 5 ans, à l'issue de laquelle, ils pouvaient retourner en Inde. Peu d'Indiens feront ce choix à l'issue de la période d'engagement. Un autre terme d'accord stipule que ces engagés indiens pourront continuer de pratiquer librement leurs cultes et leur religion. C'est ainsi que l'hindouisme s'est implanté à La Réunion malgré l'opposition de l'Eglise catholique qui procèdera à la conversion massive des engagés. Ceux-ci avaient donc une religion officielle (le catholicisme) et une autre (l'hindouisme) qu'ils continuaient de pratiquer dans le cadre familial. Ainsi, de nos jours, encore, de nombreux

Indiens continuent de pratiquer à l'image de leurs aïeux - du moins officieusement - les 2 cultes.

Il faut savoir, par ailleurs, que les premiers engagés indiens arrivés dans l'île étaient des hommes, les femmes indiennes ne sont arrivées que bien des années plus tard. Et leurs premiers enfants étaient tous des métis. Pour cette raison, il semble vain de retrouver aujourd'hui, des Réunionnais, hindous, d'origine indienne *« pure »*.

3. Créolisation et nouvelle société

La créolité actuelle s'est constituée à partir de la violence, de l'esclavage et de sa forme adoucie, l'engagisme. Dans cette violence primordiale, les gens se sont établis, désirés, aimés haïs, déchirés. Leurs enfants et petits-enfants portent en eux la diversité et les contradictions de leurs pères et de leurs aïeux. Avant que d'être un slogan, la créolité, pour d'aucuns, était un fardeau. La couleur de la peau est une préoccupation toujours actuelle chez certains, la tendance à son « blanchiment » coexiste avec les revendications identitaires. Il est des familles où la couleur rattache ou rejette, affilie ou désaffilie aussi sûrement que les dieux. A La Réunion, la règle de la double délimitation culturelle est très diversement suivie. Là où elle est strictement appliquée, le transgresseur est rejeté durablement, alors qu'ailleurs, la tolérance y est plus importante.

Entre les deux, des situations plus floues où demeure la trace, plus ou moins explicite, de la méfiance vis-à-vis de la religion de l'autre.

« Les processus de créolisation » sont l'héritage commun issu de la confrontation permanente entre le monde imposé et la résistance déployée pour préserver une identité inviolable. *« Inscrits au plus profond de l'individu, ils continuent à faire exister le monde créole selon sa propre logique »* (d'après Nicaise, 1999).

Les caractéristiques du monde créole ne sont pas nées d'un banal et anodin mélange des corps et des sangs mais bien à la suite des violences de l'histoire qui ont conduit à une vision du monde en réduction et à la domination des uns sur les autres.

Si la créolisation est une étape dans l'avènement d'une nouvelle société (Pourchez, 1998), elle serait l'expression fondatrice d'un nouvel *« art de vivre »* ensemble, ou plutôt, pour certains, de survivre au traumatisme de l'histoire. Cette société post-coloniale en voie de structuration se construirait alors à l'image *« d'un enfant né d'un viol* », à partir d'un traumatisme initial, celui de la rencontre entre un agresseur et sa victime, désormais appelés à vivre ensemble (Brandibas, 2003).

4. Transversalité du catholicisme

Au cours de l'histoire de l'île, le catholicisme paraît avoir plus ou moins répondu aux aspirations de chacun des groupes en présence. Cette religion s'est, elle aussi, créolisée en accordant une place plus importante, par exemple, au culte des défunts, dans lequel les personnes originaires de Madagascar pouvaient retrouver quelque analogie avec le culte des ancêtres. Les petits blancs paraissent avoir joué le rôle d'une classe moyenne dont sont issus un certain nombre de prêtres. Du fait de leur origine sociale, ils paraissent avoir été les mieux placés pour servir d'intermédiaires aux groupes. Nul n'est à l'abri du processus de créolisation qui semble avoir largement envahi le terrain religieux. Le catholicisme a dû s'adapter aux intérêts spirituels de chacun dans la mesure où, de plus en plus, les conversions, les appartenances religieuses multiples, contribuent à brouiller les cartes. Aujourd'hui, il est donc devenu quasi impossible d'augurer d'une ou des appartenances religieuses d'une personne à partir de son phénotype. L'histoire de l'île a façonné une société créole originale et la créolisation y est toujours à l'œuvre (Brandibas, 2003).

5. Cultes pluriels

Ce monde pluriel, unifié par un dieu unique, s'est imposé à chacun même s'il existe plusieurs manières de le prier et de lui rendre hommage. Ceci permet à certains de mener plusieurs cultes en même temps et à d'autres de se montrer, à tout le moins, respectueux, voire craintifs vis-à-vis des autres cultes. D'être le fruit du métissage dans une région où les origines culturelles sont plurielles peut incliner à plus de tolérance. L'affirmation par certains de concordances entre les différents panthéons, Dieu et Zanahari, la Vierge Marie et Mariamen, St Expédit et Mardévirin montre que les références religieuses se mêlent.

Prenons comme exemple le site de la Vierge Noire à la Rivière des Pluies : il a été aménagé par des engagés indiens qui, en l'absence de directives précises, auraient appliqué les canons en vigueur en Inde dans l'aménagement des lieux sacrés. Les similitudes dans l'organisation de l'espace, du choix des végétaux de ce lieu sacré, auraient favorisé la convergence des représentations entre la Vierge des catholiques et Petiaye et plus largement entre le catholicisme et l'hindouisme. En outre, ce rapprochement autour du site aurait été facilité par le fait que chacune, Vierge Marie comme Petiaye, sont réputées protéger les enfants. Si certains expriment des tendances syncrétiques, d'autres personnes récusent ces assimilations.

La position actuelle du clergé réunionnais, des sectes millénaristes chrétiennes, du renouveau tamoul, de la hiérarchie musulmane, des institutions religieuses établies, militent en faveur d'une mono-appartenance religieuse et d'une « pureté » des panthéons. Certains suivent les avis des institutions et d'autres continuent de pratiquer, en cachette ou à découvert, la pluralité religieuse.

Parce qu'il est difficile de vivre deux croyances séparées, le syncrétisme a tendance à unifier. Pourtant, l'existence d'un rite tel que celui des cheveux maillés tendrait à confirmer que, à travers ce que beaucoup interprètent comme la voix des ancêtres, les groupes n'aimeraient pas les mélanges. Le rite semble tendre à la délimitation, à la différenciation, au détriment de la confusion.

Le rite, paraissant avoir pour but de placer l'enfant dans la suite de tel ou tel lignage sans pour autant éliminer les autres, n'empêche pas la créolisation : *« la créolisation n'est pas un mélange amorphe mais un tissage de généalogies. Les liens avec les divers lignages ancestraux persistent et se conjuguent »* (Benoist, 1998).

L'exemple de la religion haïtienne, les cultes afro-brésiliens, tendent à montrer que le syncrétisme peut aboutir à la création d'une nouvelle religion et ce qui se passe tous les jours sous nos yeux à la Réunion est une manière de penser le monde qui est autre chose que la somme des composants à partir desquels elle s'est constituée.

6. La mort et les morts à La Réunion : un lien entre monde des vivants et monde des morts

A La Réunion, la Mort est conçue comme un passage d'une vie à une autre. Beaucoup pensent que le monde est pluridimensionnel : le champ de la vie quotidienne, profane et visible, y côtoie un univers beaucoup plus vaste, défini comme sacré et invisible. Ainsi, d'après les croyances, un lien est fortement et secrètement tissé entre les vivants et les défunts. Chacun se prend à imaginer que le dialogue entre les vivants et les morts n'est jamais interrompu : les uns viennent visiter les autres, toujours à se fréquenter, à partager des repas ensemble les morts s'invitent également en rêve, ils visitent les vivants pendant leur sommeil.

Par ailleurs, ces deux clans se consultent et souvent les vivants demandent leur avis aux morts. Il existe donc à La Réunion des liens qui persistent entre notre monde et celui des morts « par delà des limites ». Certaines personnes pensent aussi que favoriser ces liens équivaut à empêcher le mort de partir. Cette relation onirique peut être douloureuse, effrayante mais également paisible.

Les morts peuvent réclamer des choses, avoir de la nostalgie, des rancoeurs, faire part de leur tristesse à rester seuls dans l'autre monde ; d'autres protègent envers et contre tout : ceux-là ne font pas peur. Certains sont capables de parler à leurs hôtes : ils peuvent annoncer des dangers et sont souvent à l'origine des prévisions. Ils peuvent également faire partager des secrets : ils avisent par exemple de l'existence de richesses enfouies dans des ravines ou dans des grottes secrètes. Il arrive aussi que des vivants fassent alliance avec des morts : des pactes se nouent alors.

Ainsi, les vivants dérangent sciemment les défunts quand leur âme n'a pas encore quitté notre terre : il est encore possible de les asservir. Ces redoutables esprits seront alors destinés à venir hanter, posséder, rendre malade un vivant. Ils viennent user de leurs pouvoirs, de leurs savoirs pour soigner ou traiter ou ils sont envoyés pour nuire à un rival, voire tourmenter un ennemi. Effectivement, à La Réunion, les gens pensent qu'une personne morte brutalement est condamnée à errer sur la terre et à hanter les vivants. En effet, comme ce n'était pas son heure, son âme est toujours là parmi les vivants ; elle n'est pas « ramassée » mais en attente de trouver le repos et sa place dans l'au-delà.

A La Réunion, les vivants nourrissent les morts et attendent d'eux conseils, maints services et force protection en retour. Les morts, quant à eux, envahissent les vivants pour être honorés par eux, dans leur quête de repos éternel ; viser à l'ancestralité serait un gage, une garantie de pouvoir circuler dans un monde sensible.

En somme, à La Réunion, pour avoir sa part de bonheur, pour que les choses aillent bien, le « marché » est simple : il faut payer aux défunts leurs tributs, leur offrir des substances nécessaires à leurs vies de mort (messes, prières, offrandes, rituels) afin de les apaiser. *« La Réunion demeure un « monde enchanté »* au sens où l'entendait Gauchet (1985) ; les morts y occupent une place de choix. Leur présence les amène à inférer, avec plus ou moins de vigueur, dans le quotidien des vivants. Pour l'heure, des cohortes d'invisibles troublions sont réputées persécuter, accabler ou aider les vivants (Brandibas, Gruchet et Reignier, 2004).

7. La Mort chez les esclaves

Nous avons pu constater que la mort était omniprésente à La Réunion et qu'elle était partie intégrante de la vie quotidienne tout comme les Morts. Il faut ajouter à ces croyances les nombreuses traces gravées dans les histoires familiales mais aussi dans les mémoires collectives d'actes violents, de mythes mimétiques touchant la mort, la violence et le suicide. En effet, La Réunion connaît un lourd passé en drames et violences.

Concernant la mort et le suicide, une croyance répandue à La Réunion laisse entendre : *« qu'il y aurait plus de morts que de vivants sur cette île »*. Nicaise (1 999), lui, fait de l'île de La Réunion, de par *« son accumulation d'esprits de morts, une colonie surpeuplée, une île saturée de défunts dont le nombre l'emporte sur celui des vivants »*. Cette idée provient en partie de l'hécatombe consécutive à l'esclavage : les morts, souvent laissés sans sépulture, se sont accumulés de façon considérable. Or, à La Réunion, les suicidés sont considérés comme « mal morts » et deviennent des âmes errantes condamnées à divaguer à proximité du monde des vivants. Ainsi, ne trouvant place ni au paradis ni au purgatoire ni en enfer, ils constituent l'essentiel de ceux qui sont censés hanter le quotidien de certains de nos semblables.

Nous pouvons donc dire que l'île est peuplée par les vivants et les « mal morts ».

Dans leur immense majorité, les suicides des esclaves traduisent l'exaspération devant la répétition des châtiments ou la crainte de sévices probables. Si dans les causes du suicide, nous retrouvons le refus de l'injustice ou de l'humiliation, certains le voient comme un moyen de retour sous la forme d'esprit pour torturer celui qui a offensé et conduit au désespoir. Le suicide peut aussi être volonté d'évasion : là, il répond à la croyance en l'errance de l'esprit après la mort et son retour sur la terre des ancêtres. Cette dernière conviction était très ancrée chez les engagés indiens qui, au nom de la métempsychose, se pendaient, pensant ainsi devancer l'heure de la fin de l'exil et du retour de leurs âmes sur les rives du fleuve sacré. Le *« bois d'ébène »* (Gruchet, G., 2 002), lui, se donnait souvent la mort, effrayé par la vue du navire. En effet, après sa capture, sa longue marche, ses souffrances, la séparation d'avec ses chers qu'il aimait, il se retrouvait face à l'immense « pirogue » qui allait l'emmener sans retour, vers l'inconnu. Ainsi, les suicides ou les gestes de désespoir étaient très fréquents au moment de l'embarquement mais aussi à bord de ces vaisseaux négriers (se jeter à la mer, s'asphyxier avec la langue). Les *« noirs nouveaux »* (Gruchet, G., 2002), quant à eux, se précipitaient dans la montagne à peine débarqués.

Ils optaient pour les suicides dits « lents » (mourir de soif, de faim, de désespoir). Au bout de quelques jours, les propriétaires les retrouvaient accroupis, les yeux tournés vers la mer, sourds aux menaces et insensibles aux coups. Peu à peu, ils s'affaissaient et ils mourraient. D'autres moyens, tels l'immolation par le feu, se jeter dans le vide, l'ingestion de soude caustique ou d'herbicide ont souvent été utilisés par les esclaves pour se couper de la vie. Devant l'hécatombe des esclaves, les propriétaires se sont sentis obligés de trouver des moyens dissuasifs pour enrayer cette épidémie de suicides. Il n'était pas rare d'infliger des châtiments posthumes et d'intenter des procès au cadavre du suicidé ou à sa mémoire. La coutume voulait qu'après avoir été déclaré infâme, le cadavre du suicidé fut traîné sur une claie face contre terre, pendu par les pieds. Il était aussi courant de crever les yeux du mort ou de lui retirer des organes vitaux (essentiels pour une autre vie).

Ces insanités avaient pour objectif clair, celui de désacraliser le mort afin qu'il parte pour l'au-delà dans de telles conditions d'humiliation et d'infamie qu'il ne puisse se présenter devant les ancêtres que le mort espérait rejoindre.

Nous constatons que depuis toujours la Mort s'est montrée une compagne familière et souvent désirable à La Réunion.

8. L'hindouisme

La religion hindoue, l'hindouisme, actuellement pratiquée à La Réunion se caractérise par le fait qu'elle est issue des cultes dravidiens ayant eu cours au milieu du XIXème siècle, dans l'état du Tamil-Nadu. L'hindouisme, alors pratiqué là-bas, comportait un important aspect sacrificiel qui se caractérisait par son aspect non végétarien et des cultes rendus à des divinités mineures. La pratique des sacrifices animaux ne s'est jamais démentie depuis.

A La Réunion, les Réunionnais se référant à l'hindouisme sont appelés « malbars » en référence aux premiers indiens (quelques centaines), arrivés dans l'île dans le cadre du commerce triangulaire qui avait cours aux premiers temps de l'esclavage. Ces Indiens-là, esclaves, étaient originaires de la Côte des Malabars, située en Inde orientale.

A l'heure actuelle, il est impossible de définir un pratiquant de l'hindouisme réunionnais par son origine ethnique et parce que des Malbars d'origine se sont convertis à d'autres religions au fil des générations et ne pratiquent plus l'hindouisme.

Néanmoins, l'hindouisme réunionnais est encore très vivace. Les temples familiaux sont légion et les cérémonies les plus connues, marches sur le feu, fête de Kali, de Mourouga connaissent régulièrement une grande affluence.

Malgré la difficulté à définir la malbarité actuelle, il existe des problèmes auxquels sont confrontés certains jeunes réunionnais dont les parents se réclament de la tradition malbare à concilier leurs aspirations actuelles avec les exigences d'une tradition créolisée, certes mais qui n'en n'est pas moins exigeante.

Nous savons depuis Berry et Kim (2 000) que les personnes en situation de contact, d'interpénétration de cultures (Herskovits, 1952, Bastide, 1948), d'acculturation produisent des modifications de leurs besoins et de leurs comportements : phases de refus, blocages, acceptation plus ou moins sélective, réorganisation culturelle. Nous avons rencontré au cours de nos consultations des jeunes gens en situation d'acculturation qui paraît être à l'origine de conflits de loyauté entre le monde actuel, occidentalisé et l'univers de leurs parents plus traditionnel. Ces conflits intrapsychiques, de loyauté et d'appartenance, peuvent déboucher sur la production de symptômes anxieux qui justifient le recours à une consultation psychologique. Les modes de sortie de ce type de conflits sont divers, fonction de leurs ressources propres et participent de la construction de la personne.

C'est à travers 2 exemples de jeunes adultes que nous avons reçu en consultation psychologique que nous rendrons compte des difficultés engendrées par les conflits de loyauté et la manière personnelle qu'ils ont trouvée pour en sortir. Comme nous le verrons, ces deux attitudes ne remettent pas en question l'existence du monde invisible et leur influence sur leur vie quotidienne. Le monde invisible se trouve, au contraire, étroitement mêlé au conflit et participe de la solution. Tout en étant exemplaires, ces situations n'ont pas la prétention de se rapporter à l'ensemble des adolescents et jeunes adultes issus de la culture indienne réunionnaise.

9. Composer avec la tradition quand on a 20 ans

A propos de certaines stratégies adaptatives utilisées par de jeunes adultes d'origine indienne à l'île de la Réunion

Linda et le servis poulnoir

Govindama (1990, 2000) et Pourchez (2003) ont décrit le servis poulnoir. Il s'agit d'un rituel pratiqué dans nombre de familles indiennes réunionnaises et qui consiste dans le sacrifice d'une poule pondeuse noire à la divinité qu'elle représente. Important dans la transmission de l'hindouisme réunionnais, ce servis concerne les femmes. Rituel de protection pratiqué, entre autres, en début de grossesse. Il est pratiqué en hommage à la déesse « Petiaye », elle est désignée par l'animal qui la symbolise et qui lui est sacrifié, à savoir la poule noire. La divinité est caractérisée, dit-on, par l'exigence, sans cesse renouvelée, de sacrifices qui sont interprétés par l'assistance familiale comme autant de marques d'allégeance. Ce rituel, servis poulnoir, s'accompagne de croyances concernant les conséquences terrifiantes en cas de non observance du rituel. A travers l'observance du rite se joue la question de la transmission intergénérationnelle du monde indien et donc de la survie même du groupe. Il assure également son expansion en permettant d'intégrer par la contamination (en participant au repas sacrificiel par exemple) l'étranger (Brandibas, 2010).

Rituel de protection, il a pour but de s'attacher la protection de la divinité pour que la future mère et l'enfant qu'elle porte traversent sans encombre cette période de fragilité que sont le temps de la grossesse et de la naissance. Si tout s'est bien passé, alors est mise en œuvre une cérémonie de remerciements autour du 15ième jour suivant la naissance.

Quand les femmes l'évoquent en thérapie, parfois avec crainte, car il est interdit de prononcer son nom, elles mettent souvent en relation la non observance du rituel et les désordres psychiques et physiques qui les touchent, elles ou leur enfant. La non-observance est souvent motivée par un désir plus ou moins assumé de s'affranchir d'une tradition parfois pesante et contraignante.

Il existe un rituel de séparation pour permettre à celles qui souhaiteraient abandonner la tradition pour s'intégrer dans d'autres mondes et d'autres pratiques perçues comme plus « modernes ».

Quand les symptômes, physiques, psychiques surviennent chez l'enfant (maladie, troubles du comportement, malformation ou décès), ils sont souvent mis en relation avec une transgression dont la mère serait à l'origine, ce qui lui fait naturellement porter le poids de la culpabilité.

L'exemple ci-dessous montre comment la culpabilité s'exerce dans la réalité vécue par Linda, une jeune femme prise dans les contraintes rituelles.

Nous recevons Linda, une étudiante en droit de 22 ans que nous avions vue en consultation 4 ans plus tôt quand elle était encore lycéenne et qu'elle était confrontée à une grossesse non désirée. Quelques entretiens l'ont confortée dans l'idée qu'elle n'était pas encore prête pour élever un enfant.

Mariée depuis un peu plus de 2 ans, elle est enceinte de 6 mois. Depuis quelques semaines, elle fait des cauchemars récurrents qui la réveillent toute tremblante. Une image revient avec force : celle d'un bébé terrorisé criant : *« non ! ne me tue pas ! »*. Elle n'en n'a pas parlé à son époux qu'elle juge peu susceptible de lui apporter soutien et compassion. C'est pour cette raison, pour comprendre sa frayeur et la maîtriser qu'elle vient consulter.

Elle s'ouvre de sa crainte de ne pas mener cette grossesse à terme, en raison de la perte d'un bébé 40 jours après sa naissance, la cause du décès ayant été la mort subite du nourrisson. Cela se passait quelques mois après le mariage. Le bébé avait été conçu hors mariage. Linda est également revenue sur l'Interruption Volontaire de Grossesse (IVG) pratiquée 4 ans plus tôt en disant qu'au moment de passer le baccalauréat, il n'était pas question de s'embarrasser d'un bébé. Sur le coup, prise dans le stress de l'examen, puis de l'inscription à l'Université, elle n'a plus véritablement repensé à ce qui était alors pour elle un accident de parcours, sans conséquence particulière.

Les cauchemars récurrents actuels ont amené Linda à les associer à ces 2 évènements. Aujourd'hui, elle craint de ne pouvoir, malgré son désir de maternité, mener la grossesse à son terme.

Comme ses parents et avant eux, ses aïeux, elle est de religion hindoue. Elle ne peut s'empêcher de mettre en relation les cauchemars et le décès de l'enfant à 40 jours avec un châtiment divin. Ces 2 faits seraient à mettre en lien avec l'IVG pratiquée 4 ans plus tôt. Afin d'éviter le malheur à venir, elle pense devoir se mettre, elle et l'enfant à venir, sous la protection de la déesse Petiaye en demandant à ses parents de mettre en œuvre le servis poulnoir.

10. Considérations psycho-anthropologiques

Cette situation est intéressante à la lumière du contexte psycho-anthropologique dans lequel il survient et dans ce sens, elle devient exemplaire des difficultés que rencontrent un certain nombre de jeunes quand leur univers de croyance et leur réalité se confrontent à la réalité sociale dans laquelle ils évoluent.

Dans un certain nombre de familles, l'un des buts essentiel dévolu à la femme dans le mariage est de donner une descendance, de préférence mâle, à l'époux. La naissance d'un garçon la conforte dans sa maternalité et le père dans sa virilité, tout en permettant la continuité des générations et la transmission des biens (terrains, chapelle familiale.). Dans ce contexte, l'enfant est considéré par les parents comme celui qui les soutiendra matériellement une fois qu'ils seront âgés. Mettre un enfant au monde, c'est avoir l'assurance de la perpétuation de l'ordre du monde, pareil à ce qu'il fut. La stabilité familiale et sa pérennité sont, de la sorte, consacrées du fait de la présence des enfants. Dans cette tradition, il est inconcevable de rester sans enfant. Dans l'esprit de Linda, l'absence de descendance nuirait immanquablement à la continuité du couple, elle serait, selon elle, très certainement répudiée au profit d'une partenaire féconde. Pour elle, l'enjeu est d'importance, la naissance a pour effet de la consacrer en tant que l'égale de sa belle-mère. Son accomplissement physique se traduira également par sa valorisation sociale et écartera définitivement, pour peu qu'elle donne naissance à un garçon, l'angoisse du rejet et de l'opprobre accompagnant la malheureuse qui ne pourrait donner une descendance à son époux (Ramin, 2006).

La connaissance du contexte traditionnel permet de prendre la pleine mesure des enjeux et met en lumière les causes de son profond désarroi. C'est dans ces moments, où l'angoisse se fait extrême que l'ethos du groupe vient à surgir. L'éventualité de ne pouvoir assurer une descendance à son époux, la renvoie à des terreurs anciennes de rejet et d'isolement social. Les cauchemars actualisent la peur de l'abandon et de l'opprobre. Ils sont à l'origine du réveil d'évènements passés tels que le décès du premier né et l'IVG antérieure. Ainsi, apparaît chez la jeune femme, la notion de faute et de punition. Dans ce moment de crise, son ethos la renvoie à la double transgression envers sa famille et la divinité. Elle se sent poursuivie par sa colère et l'esprit de vengeance, elle lui a pris son premier-né et les cauchemars viennent lui signifier qu'il en sera peut-être de même pour le second. C'est dans ce contexte que son ethos lui dicte la conduite à tenir pour sortir de la crise, à savoir faire don de l'enfant à la divinité en le mettant sous sa protection à travers un servis « poule noire ».

Commentaires

La cérémonie a eu lieu quelques semaines plus tard en présence des familles. Par la suite, un enfant en pleine santé est né. Personne ni l'enfant ni le mari ni les proches ne seront informés de l'IVG ni de l'interprétation donnée par Linda au décès de son premier enfant : les angoisses nées de l'interprétation donnée à sa décision de recourir à l'IVG. Si la tradition permet le recours à des tisanes abortives tant qu'il s'agit d'un embryon, il est défendu de recourir à l'avortement envers un fœtus. Au moment de la décision, elle était la seule à connaître son état de grossesse. Autour d'elle, personne n'était informée de son état et elle a gardé le secret jusqu'alors. Il semble logique que le seul endroit où elle puisse déposer son secret est le dispositif médico-social dont elle sait l'impartialité et l'absence de jugement. Et c'est dans ce lieu, et au cours de la relation thérapeutique qu'a pris corps la solution de recourir à une cérémonie rituelle qui lui permettrait de restaurer son ordre du monde et de se retrouver en harmonie avec sa famille et les dieux.

Kévin et la transmission

Les aspirations individuelles entrent parfois en conflit avec la tradition familiale et les exigences des invisibles familiaux. Des personnes pénétrées de laïcité et d'esprit critique peuvent être obligées de s'associer avec une composante surnaturelle dont elles sont imprégnées depuis l'enfance à cause de la pression exercée à leur encontre par leur groupe d'appartenance. Ceci n'est pas sans rappeler la séquence rapportée par Boas et analysée par Lévi-Strauss (1958) quand il rapporte le cheminement de Quesalid devenu sorcier par devers lui.

Kevin vient consulter pour des maux de tête dont il souffre en permanence depuis près d'un an. Il a consulté divers spécialistes qui ont prescrit les examens habituels en pareil cas. Les médications qu'il absorbe ne lui apportent qu'un soulagement passager. Le dernier spécialiste sollicité, devant l'absence de diagnostic médical probant, penche pour une étiologie psychologique. C'est pour cette raison que Kevin se présente à notre consultation. Sa famille dont il craint le jugement, n'a pas été mise au courant de sa démarche. Nous l'avons reçu à 6 reprises sur une période d'environ 6 mois.

Agé de 20 ans, il est étudiant en 2ème année d'économie. Après avoir fait de brillantes études secondaires - il a eu le bac avec mention - il s'est orienté vers des études de sciences économiques avec enthousiasme et vient de passer en 3ème année. Il aurait aimé travailler dans le secteur bancaire une fois obtenu le Master.

Lors du premier entretien, Kevin se montre nerveux et angoissé. Il est empressé de parler, le début est plutôt lent, la voix est basse, parfois à peine audible. Il se dit fatigué en permanence, il a perdu l'appétit et a beaucoup maigri. Il ne dort plus guère sans tranquillisants. Il n'arrive plus à se concentrer sur son travail et les partiels approchent. Il est angoissé à l'idée de rater son année de licence.

Il décrit son père comme un homme fruste et mal dégrossi. Il ressemblerait plutôt à sa mère, une femme de 50 ans, plutôt effacée et au tempérament déprimé. Elle semble avoir toujours vécu dans l'ombre de son époux sans pouvoir se réaliser autrement qu'à travers le soin apporté aux enfants et à ses beaux-parents, l'organisation de la vie familiale et les tâches domestiques. Kevin se dit proche d'elle, Il n'aimerait pas la décevoir.

Car elle a mis beaucoup d'espoir en lui et l'a encouragé dans les études. Le père est un guérisseur dans ce quartier du nord de l'île. La clientèle est nombreuse et fidèle. Beaucoup le sollicitent et ce quelle que soit l'appartenance dont ils se revendiquent par ailleurs. Comme de nombreux guérisseurs traditionnels, il soigne avec les *gulus* de la famille. Au cours des transes, les esprits prennent possession de son corps et parlent, font de la voyance, des diagnostics et des prescriptions à travers sa bouche. D'ailleurs, à l'issue d'une transe, il déclare ne pas se souvenir de ce qui vient de se passer. Ce don, cette capacité de soigner avec les *gulus*, lui vient de son père qui, lui-même, le tenait de son père. Dans cette famille, cette capacité à convoquer les esprits familiaux se transmet de génération en génération, ce sont les hommes qui en héritent. Depuis sa naissance, Kevin a été élevé dans la perspective de succéder à son père quand sa santé viendrait à faiblir et que l'âge le rendrait moins vigoureux, moins à même de supporter les irruptions brutales des *gulus*. Depuis qu'il est en âge de marcher, son oncle, le frère de son père, lui fait présent tous les ans d'un jeune cabri destiné à être sacrifié à la divinité tutélaire. Depuis longtemps, déjà, il sait manier le sabre sacrificiel et répandre le sang du sacrifice. Ainsi, participe-t-il à sa manière à l'harmonie du monde. Il sait quel est son destin : un jour il lui faudra prendre la place de son père et les *gulus* le monteront à son tour jusqu'au jour où son propre fils prendra le relais.

Dans son esprit, son père représente un des mauvais côtés de la tradition indienne à La Réunion. Il n'est jamais arrivé à s'entendre avec lui. Dans la famille, il est le patriarche, despotique, violent, alcoolique. Il est de 10 années plus âgé que son épouse, elle avait 16 ans quand ils se sont mariés. A ce moment-là, elle a dû se soumettre à la volonté de ses parents, elle a quitté le collège et 2 ans plus tard, elle a donné naissance à une première fille. Kevin est le 4ème enfant, le premier fils. Dans cette tradition familiale, il est important d'avoir un garçon, c'est lui qui est la fierté de son père. Au fil des ans, la jeune adolescente s'est transformée en une mère triste de dépressive. Elle a dû quitter sa famille pour vivre dans celle de son époux où, longtemps, elle est restée soumise à l'autorité de sa belle-mère. Aujourd'hui, la belle-mère n'est plus et c'est à elle que reviendra le rôle « d'éduquer » la future épouse de Kevin. A ce sujet, le père semble mener des négociations avec une famille voisine, d'origine indienne comme eux, leur fille est encore collégienne mais un jour viendra peut-être où il lui sera proposé un mariage « arrangé ». A ce sujet, Kevin rappelle l'histoire de son cousin pour qui la famille est allée chercher une épouse en Inde

Le jugement de Kevin est sans appel : son père est un mauvais père et un mauvais époux. A la maison, la vie est toute entière tournée autour des pratiques culturelles : honorer les divinités, honorer les ancêtres, sacrifier, faire des cérémonies, se protéger des ennemis et des jaloux et puis, il y a le rhum. Ce rhum, breuvage préféré des ancêtres, qu'il réclame à chaque transe. 10 patients par jour, presqu'autant de verres de rhum. 20 ans de pratique de guérison l'ont rendu alcoolique. Kevin est sobre, jamais il ne boit d'alcool. L'idée même de faire comme son père le rend malade. Et pourtant, c'est à lui que revient le rôle de succéder à son père, de soigner, d'honorer les ancêtres comme d'autres l'ont fait avant lui.

Kevin ne remet pas en cause les traditions familiales, il croit aux esprits des morts, aux divinités, à leur immixtion dans les affaires humaines. Il croit dans le travail de son père, de sa nécessité. Il sait qu'il est désigné mais il s'imagine davantage cadre dans une banque que guérisseur dans la chapelle familiale. Il ne se voit pas rencontrer et soigner les possédés, ceux qui croient en lui, composer avec les invisibles. L'évocation de batailles avec d'autres guérisseurs achève de l'accabler.

Il s'est ouvert à son père de son désir d'études. Il a le soutien de sa mère qui regrette d'avoir quitté le collège prématurément. Son père n'est pas opposé à son désir, tant que Kevin n'est pas appelé, il peut faire ce que bon lui semble. Il a quitté l'école à 11 ans. Les études ne sont pas une tradition familiale, ne savoir ni lire ni écrire ne l'a pas empêché de réussir socialement : la famille est riche et socialement reconnue. Les frères sont dans les travaux publics et la solidarité familiale est forte. C'est dans sa chapelle que les oncles, les tantes, les cousins se rassemblent régulièrement pour honorer et remercier les divinités.

Officier dans la chapelle n'est pas l'avenir rêvé par Kevin, mais c'est celui pour lequel il a été préparé.

Voilà des mois que Kevin souffre de maux de tête. Ces maux ont commencé peu après une transe paternelle au cours de laquelle, devant les personnes assemblées, un esprit a parlé à travers la bouche du père. Il lui a fait le reproche de ne plus être aussi vaillant que dans sa jeunesse et qu'il était devenu urgent de lui trouver un remplaçant. A ce moment-là, Kevin a compris à son grand désespoir que le temps de la relève approchait.

Les céphalées sont alors apparues sans que personne ne fasse le rapprochement avec l'accélération de son destin de guérisseur dans la tradition indienne. Diverses étiologies ont été avancées - héréditaire, sorcière, médicale, organique, psychologique en relation avec le stress lié aux examens, psychanalytique en lien avec une problématique oedipienne - et autant de spécialistes consultés qui ont prescrit autant d'examens complémentaires. Cependant, aucune de celles-ci ne s'est révélée porteuse d'amélioration notable.

Kevin a docilement suivi toutes les prescriptions, ne rejetant a priori aucune hypothèse. Il a pris des tranquillisants, des antimigraineux, des antidépresseurs, il a sacrifié un coq, a entamé une psychothérapie et suivit des séances d'hypno-thérapie quand nous le rencontrons.

Le médecin de famille, lui aussi, d'origine indienne, a alors penché pour l'hypothèse psychologique et l'a adressé à la consultation.

Parmi les ouvertures qu'il n'a pas encore essayées, il y a celle de s'enquérir d'un avis extérieur à la famille, un *swami* [4] connu de son cousin avec qui il pourrait parler librement. Dans la semaine qui a suivi cet entretien, il a pris contact avec le religieux qui l'a reçu. Pour celui-ci, d'un point de vue religieux, il n'y a pas d'urgence. Kevin peut tranquillement terminer ses études puis faire son service national. Le jeune homme paraît plus rasséréné, les migraines n'ont pas disparu mais, l'entretien avec le religieux a ouvert sur des solutions possibles.

Quand nous le revoyons quelques semaines plus tard, Kévin se montre désormais libéré.

L'entretien ave le *swami* a débouché sur un certain nombre d'actes. Pour sortir de l'impasse, dans laquelle il se trouvait, il a décidé de

[4] Swami, à La Réunion, religieux souvent originaire de l'Inde et pratiquant un hindouisme moderne venu d'Inde du nord, d'orientation végétarienne, au contraire, de la tradition réunionnaise issue des traditions du sud de l'inde et pratiquant les sacrifices animaux. les tenants des 2 orientations s'opposent généralement.

devancer son entrée dans l'armée et d'affronter son père. Il a pris un engagement dans l'armée pour une durée de 5 ans mais, avant cela, il a sacrifié à la divinité et on lui a confectionné des garantis[5]. Lors d'une réunion familiale,

Il s'est ouvert de sa décision et il a su se montrer convaincant car il a gardé l'estime des siens et le père a accepté de différer pour quelques années le projet qu'il avait pour son fils. Pour montrer son acceptation, il est allé à la chapelle familiale, a prié, a intercédé, a sacrifié et il est revenu en disant qu'il avait obtenu l'accord de la divinité. En échange, il s'est engagé au nom de son fils à ce que ce dernier vienne tous les ans faire le sacrifice d'un coq, en signe de remerciements.

Les migraines ont disparu en même temps que les angoisses. Désormais, la voie lui est ouverte et il pourra réaliser ses aspirations.

Commentaires :

Dans ces 2 cas, les 2 sujets sont aux prises avec des exigences familiales. Celles-ci trouvent leurs racines lointaines dans la culture fondée sur le respect de la tradition, une vision patriarcale de la cellule familiale et une soumission aux invisibles, divinités ou esprits des ancêtres. Ces exigences se trouvent en conflit avec leurs aspirations légitimes issues de la modernité occidentale (droit de disposer de son corps, choix du partenaire, recours à l'IVG pour la jeune femme, droit de se réaliser professionnellement). La réalisation de ces aspirations passe par une phase d'angoisse intense et de culpabilité qui se résout dans l'un et l'autre cas par la négociation, le marchandage avec les invisibles par l'intermédiaire de praticiens reconnus. Il ne s'agit donc pas d'un rejet direct et massif de la tradition qui aurait immanquablement aboutit à leur exclusion du cercle familial mais d'une adaptation des exigences coutumières aux aspirations actuelles. Ce faisant, ces jeunes gens tout en se réalisant au plan personnel, ne remettent en question ni leur place dans la famille ni leur rapport à l'univers indien réunionnais.

[5] Garantis : en créole réunionnais : talisman

Conclusion

Beaucoup parmi les Réunionnais d'origine indienne conservent des liens forts avec leur tradition et savent trouver les stratégies nécessaires pour la rendre compatible avec l'air du temps. Les enfants, bien qu'imprégnés depuis leur plus tendre enfance de la religiosité et des pratiques parentales ne se satisfont plus de la répétition engendrée par la transmission des valeurs du monde indien réunionnais. C'est au plan social des mœurs que la confrontation est la plus vive dans la mesure où le modèle familial est fortement remis en question tant au niveau des unions, les mariages mixtes sont de plus en plus nombreux que de la place de la femme dans la société réunionnaise.

La tradition indienne semble se trouver confrontée à une double évolution. Elle ne peut échapper aux changements imposés par le monde occidental ni se mettre à l'abri de tous ceux qui souhaitent une orientation vers une indianité qui s'inspire de la modernité indienne et qui se donne à voir à travers une revendication identitaire beaucoup plus affirmée. Ainsi, beaucoup se définissent davantage comme « tamouls » au contraire de ceux qui continuent de s'affirmer « malbars ». Ils construisent des temples où les animaux ne sont plus sacrifiés, abandonnent la double religion catholique et hindoue, pour une cérémonie de mariage spécifiquement indienne ...

Bibliographie

Bastide, R. (1948) Initiation *aux recherches sur les interpénétrations de civilisations*, ed. Bastidiana, HS n°4, 1998.

Berry, J. W. (2000) *Acculturation et identité.* Dans Pluralité des cultures et dynamiques identitaires. Hommage à Carmel Camilleri (p. 81-94), Paris, L'harmattan.

Brandibas, J. (2004) *La mort et les morts à l'île de La Réunion et dans l'Océan indien*, pp 219-233) Paris, l'harmattan.

Brandibas, J. (2010) *Psychopathologies et thérapeutiques Réunionnaises.* Sarrebruck, ed. univ. Eu.

Govindama, Y. (1990) *La fonction symbolique du culte de la déesse* « Petiaye » dans la mentalité des femmes hindoues de la Réunion. Dans JF. Reverzy (ed.), Culture, Exil, Folies dans l'Océan indien, L'espoir transculturel (vol 1, p. 157-162) Paris : Inserm-L'harmattan.

Govindama, Y. (2000) *Le corps dans le rituel* - Ethnopsychanalyse du monde hindou réunionnais, Issy les Moulineaux : ESF.

Gruchet, G. (2003) *C'est un cas pour à côté.* Dans J. Brandibas, G. Gruchet et P. Reignier (ed.) Institutions et Cultures, Paris, L'Harmattan.

Levi-Strauss, C. (1958) *Le sorcier et sa magie.* Dans Anthropologie structurale (1971 e ed., p. 183-209), Paris, Plon.

Pourchez, L. (2003) *Grossesse, naissance et petite enfance en société créole* (Ile de la Réunion) St-Denis/ Paris Réunion -Karthala.

Ramin, E. (2006) *Service Poule Noire : Etude d'un cas.* Mémoire présenté dans le cadre du Diplôme universitaire Pratiques cliniques en situation transculturelle. Université de la Réunion. Non publié.

Enjeux et risques à l'adolescence : Le suicide à l'île Maurice

Vina Ballgobin

Ces abréviations seront conservées dans le texte en Anglais.

. WHO : World Health Organisation - Organisation Mondiale de la Santé
. MIH : Mauritius Institute of Health - Institut Mauricien de la Santé
. MHQL : Ministry of Health and Quality of Life - Ministère de la Santé et de la Qualité de Vie
. MRC : Mauritius Research Council - Conseil Mauricien de la Recherche
. MRH : Ministry for Human Ressources Development and Reform of Institutions - Ministère pour le Développement des Ressources Humaines et de la Réforme des Institutions.
. CRO : Crime Records Office - Office des Rapports sur la criminalité.

Introduction et problématique

Le terme « suicide », du latin *sui* (de soi-même) et *cidium* (meurtre), indique « l'action de celui qui se tue lui-même » ou « celui qui commet l'homicide de soi-même ». Toute personne souffrant d'un comportement suicidaire (Daigle, 2001 : 3) manifeste une action intentionnelle, voulue et volontaire de s'autodétruire (Wreen, 1988). La motivation d'être mort ou de mourir est traduite par la verbalisation ou l'initiation d'une action pouvant entrainer la mort. Environ un million d'individus se suicident annuellement, et vers 2020, ce phénomène contribuera pour environ 2.4% des maladies sur le plan mondial (Organisation Mondial de la Santé - OMS, World Health Organisation - WHO, 2012 : 4). De 2000 à 2012, le suicide sur le plan mondial a diminué de 9% mais demeure élevé pour la région africaine[1]. Les groupes les plus vulnérables incluent les jeunes, les personnes âgées et ceux qui souffrent d'isolement social (WHO, 2012 : 2), ce qui engendre inévitablement des répercussions sur l'individu, la famille et la collectivité.

Le nombre de personnes faisant une tentative de suicide est de deux à huit fois plus élevé que le nombre de suicides (Institut Mauricien de la Santé, Mauritius Institute of Health – MIH et coll., 2005 : 6).

[1] Geneva: World Health Organization (http://www.who.int/healthinfo/global_burden_disease/estimates/ en/. (Consulté le 21 septembre 2015), Organisation mondiale de la santé, OMS.

L'idéation suicidaire et son corollaire, le comportement suicidaire, augmentent les risques de tentatives de suicide, apparaissent au moment de la pré-adolescence (12-13 ans), augmentent à l'adolescence (15-16 ans) et demeurent élevés jusqu'à 20 ans (Hawton et coll., 1993 :1641). Le suicide représente une des trois causes principales de décès des jeunes entre 15 à 44 ans en Grande Bretagne (Hawton, 1998 : 156). Au Canada, le suicide est la deuxième cause majeure de décès des 15-19 ans ; la consommation maximale d'alcool et de drogues est un indicateur de comportement et 85% souffrent d'un trouble mental en 2005[2]. De 2000 à 2012, le taux de suicide des jeunes de 15 à 29 ans, s'élevant à 8.5%, représente la deuxième cause de décès pour la région africaine[3]. C'est la première raison de décès des jeunes dans plusieurs pays asiatiques (Vijayakumar et coll., 2008 : v). Parmi les jeunes de 15 à 19 ans, le taux moyen de suicide mondial est de 7.4 pour 100,000 - 10.5 pour les hommes et 4.1 pour les femmes pour la période 1965-1999, représentant la quatrième et la troisième cause de décès pour les hommes et les femmes respectivement (Wassermann, Qi et Gu-Xin, 2005 : 116-117). Le taux est plus élevé pour les adolescents que les adolescentes sauf dans les pays développés où la différence de genre est négligeable.

Le suicide chez les adolescents augmente lorsqu'ils sont exposés à des facteurs de risque tels que la dépression, le stress, les tentatives antérieures de suicide et aussi les maladies mentales comme la schizophrénie (MIH et coll., 2005 : 6). Trois fois plus d'adolescentes que d'adolescents sont dépressifs (Afifi et coll., 2005 : 427) et les jeunes filles font plus de tentatives de suicide. Toutefois, dans certains pays tels que la Chine et le Sri Lanka, le taux de suicide des femmes est plus élevé (Wassermann et coll., 2005). Chez les jeunes adultes, le chômage en est un facteur important de même que les cas d'abus sexuels chez les jeunes scolarisés. Les conflits familiaux, les séparations de jeunes couples, la confusion identitaire développent l'anxiété. Les jeunes n'arrivent plus à s'adapter à leur environnement, leurs performances scolaires sont en baisse, ils perdent l'appétit, soit ils s'isolent ou ils parlent trop, leur comportement change rapidement et ils sont irritables et ont recours au suicide (MIH et coll., 2005 : 6).

---

[2] http://www.cheo.on.ca/uploads/Mental%20Health/CHEO_understanding_suicide_fr_print.pdf

[3] *Ibid.*

Sur le plan mondial, les perceptions sur le suicide varient essentiellement en fonction des traditions culturelles et des interdits (Vijayakumar et coll., 2008 : 23). Plusieurs chercheurs pointent la place du religieux dans le phénomène (Buonafède, 1843 ; Durkheim, 1897 ; Vijayakumar, 2002), notamment comme moyen de contrôle moral. Dans le monde contemporain, certains pays (Inde, Singapour) considèrent le suicide comme un crime condamnable par les autorités judiciaires (WHO, 2012 : 4) tandis que d'autres pays acceptent le suicide médicalisé comme un choix individuel (Dworkin, Sportouch et Delage, 1998). En outre, certaines tensions existent toujours entre les interdits théologiques, philosophiques, moraux et sociaux d'une part, et les choix des individus et l'expression du droit de contrôler sa vie et le moment de sa mort (Szasz, 1971), d'autre part.

Toutes les grandes religions condamnent officiellement le suicide mais, paradoxalement, il existe aussi certaines perceptions valorisant cet acte. Les hindous et les bouddhistes condamnent le suicide en précisant que la vie de chaque individu sur terre dépend de son karma (justice karmique) et il s'agit de compléter un cycle avant sa réincarnation. Le suicide empêche la libération de l'âme. Pour les hindous, le *Dharmashastra* condamne le suicide mais le distingue aussi du suicide socio-religieux. Les *Upanishads* acceptent le suicide de certains sages hindous, les *sannyasin*. En Inde, ils ont recours au suicide altruiste, se noient dans les eaux du Ganges ou se font écraser sous les roues de l'idole de Jaggarnat (Durkheim, 1897, Livre II : 76, 80). Certains bouddhistes mettent fin à leur existence dans l'espoir d'accéder à une vie meilleure (Durkheim, 1897, Livre II : 80). Le *darna* est une pratique culturelle de se laisser mourir de faim et de soif afin de recouvrir une dette (Hassan, 1980 : 200). Les chrétiens dénoncent aussi le suicide mais la Bible en comporte quelques exemples. Le contrôle social est plus important pour les musulmans dans les structures islamiques, sachant que le Coran stipule que le suicide est un des péchés capitaux[4]. Quant au confucianisme, une philosophie de vie, la vie communautaire est valorisée tandis que le suicide est condamné comme une forme d'absence de loyauté (Zhang et Liu, 2012 : 96).

Le suicide en Asie représente 60% du taux mondial, avec 40% pour la Chine, l'Inde et le Japon (Beautrais, 2006). En ce qui concerne

[4] http://www.mosquee-lyon.org/forum3/index.php?topic=29752.0 (Consulté le 29 décembre 2015).

le taux de suicide par groupe ethnique en Grande Bretagne, les jeunes Indiennes représentent une population à risque (Bird et Faulkner, 2000 : 12). En Malaisie, le taux de suicide des musulmans est nettement inférieur par rapport aux chrétiens, bouddhistes et hindous (Fleischmann et Bertolote, 2003 : 69). Ces derniers appartiennent à la classe la plus marginalisée sur le plan social et économique, et le taux de suicide y est relativement élevé (Maniam, 2003). Ce taux est frappant dans les pays bouddhistes (Japon, Corée, Sri Lanka) avec un taux d'environ 25 pour 100,000 habitants (Vijayakumar et coll., 2008). Au Singapour, pays multiethnique et multiculturel, le taux de suicide est plus élevé pour les jeunes Indiens des deux sexes, séparés, divorcés ou chômeurs (Chia et Chia, 2012), et le plus élevé pour les femmes indiennes par rapport aux autres groupes ethniques - 344 pour 100,000 (Kok, 1988 : 236). Le suicide des adolescents de 10-19 ans est extrêmement élevé dans le sud de l'Inde par rapport aux autres pays : 148 pour 100,000 femmes et 58 pour 100,000 hommes (Radhakrishnan, et Andrade, 2012). Le taux de suicide est généralement similaire pour chaque groupe ethnique dans le pays d'origine et la diaspora, comme pour ceux issus de l'Inde (Fleischmann et Bertolote, 2003 : 70).

En ce qui concerne la République de Maurice, le taux de suicide augmente de 204 à 375 de 1990 à 1998, et augmente par trois de 1994 à 1998. Le taux par 100,000 est élevé en 1996 : 20.6 pour les hommes et 6.4 pour les femmes (Dewkurun, 2002 : 68). En 1998, il y a au moins un suicide par jour ou 14.8 par 100,000 parmi les 10-40 ans pour une population totale de 1,191,336 ; ce taux étant plus élevé que certains pays industrialisés et associé essentiellement à la dépression et l'alcoolisme (MIH et coll., 2005 : 7). Toutefois, ce taux est fluctuant : 8.9 cas en 1955, 3.5 en 1965, 7.8 en 1975, 10.6 en 1985, 13.5 en 1995 et 8.5 en 2005 (WHO, 2010). A partir de 1995, quelques enquêtes sont menées au niveau national et aussi des enquêtes-pilotes en milieu universitaire ciblent un public spécifique pour circonscrire le phénomène. Quelques institutions sont très actives dans ce domaine, notamment l'Unité de Prévention du Suicide du Ministère de la Sécurité Sociale, l'hôpital public Brown Sequard[5] les travailleurs sociaux et aussi l'organisation non-gouvernementale Befrienders. En 2011, le suicide est en nette réduction : c'est la

[5] The Suicide Prevention Unit of the Ministry of Social Security, The Brown Sequard Mental Health Care Centre.

cause de 1.3% des décès au niveau national[6]. En 2012, 2013 et 2014, le nombre de suicides complets des 13-19 ans s'élève à cinq, sept et huit adolescents et six, sept et trois adolescentes respectivement selon les données du Ministère de la Santé et de la Qualité de Vie, Ministry of Health and Quality of Life. Pour 2012 et 2013, la même source indique un nombre préoccupant de tentatives de suicide des jeunes par sexe, 271 et 263 cas respectivement (Conseil de la Recherche de Maurice, Mauritius Research Council - MRC, 2015 : 3-4).

Si le suicide est un phénomène qui affecte la société mauricienne depuis la colonisation, cet acte demeure un tabou jusqu'à la fin du XXe siècle (MRC, 2015 : 152). Puis, en 1990, la presse écrite attire l'attention sur l'ampleur du suicide au niveau national, atteignant dix suicides par mois et plusieurs tentatives de suicide. Les autorités ne restent pas insensibles à ce problème social complexe. Des unités sont créées pour accueillir les victimes et prévenir les tentatives de suicide. Des campagnes sont organisées pour sensibiliser le grand public et des séminaires ont lieu pour encadrer les professionnels et les associations non gouvernementales (Chakouree, 2011 : 25-26).

Par ailleurs, les medias rapportent régulièrement des cas de décès par suicide ou de tentatives de suicide, maintenant ainsi la pression sur les autorités. Une étude menée par le ministère de la Jeunesse en 2002 à l'île Maurice sur un échantillon de 800 jeunes indique que 17.2% ont déjà pensé au suicide et les tendances suicidaires sont plus élevées pour la tranche d'âge 26-35 ans pour le sexe masculin et 16-35 ans pour le sexe féminin (Bellerose, 2004, p. 4-5). Subséquemment, des études pilotes démontrent que cette tendance perdure chez les adolescents en milieu scolaire. Aussi, l'objectif de cette étude est de vérifier si le suicide atteint plus les jeunes indo-mauriciennes (pré-adolescentes, adolescentes et jeunes adultes), et si les facteurs de vulnérabilité et de précipitation sont identiques à ceux d'autres pays de la région indo-océanienne et de la diaspora indienne.

Cette étude empirique se situe dans le contexte d'une recherche multidisciplinaire et comparative regroupant plusieurs pays où vivent des populations originaires de l'Inde. Il n'existe aucune stratégie nationale de surveillance du suicide et de prévention du suicide dans la République de Maurice, et un tabou familial et social imposant entoure

[6] http://health.gov.mu/English/Documents/stats-reports-2011.pdf

ce phénomène. Par conséquent, il existe peu d'études sur le suicide à Maurice et aucune étude spécifique sur les Indo-Mauriciennes en particulier. Ainsi, ma recherche consiste à cerner le phénomène suicidaire au sein de la population en général, et chez les adolescents en particulier. Lorsque les données ont été disponibles, j'ai considéré le cas des Indo-Mauriciennes à l'île Maurice. Quelles sont les tendances pour le suicide et les tentatives de suicide localement ? Quels sont les facteurs de vulnérabilité et de précipitation entrainant le suicide ? Est-ce qu'il existe des similitudes entre le suicide à l'île Maurice, et ce phénomène dans le monde et dans les pays asiatiques ? Est-ce que les tendances à l'île Maurice pour la communauté indo-mauricienne sont similaires à celles d'autres pays de la diaspora indienne ? Lorsque les Indo-Mauriciennes ont recours au suicide, souhaitent-elles communiquer une intention ou devenir un modèle dans une société traditionnaliste ?

Contextualisation

La République de Maurice se situe dans l'océan Indien et est composée de plusieurs îles, notamment l'île Maurice, l'île Rodrigues, Agaléga et l'archipel des Chagos. L'île principale, l'île Maurice se trouve à environ 800 kilomètres à l'est de Madagascar. L'île est multilingue et multiculturelle, étant composée de descendants de Français, d'esclaves et de travailleurs engagés du continent africain, de Madagascar et de l'Inde (Régent, 2007). Des Chinois, majoritairement hakkas, se sont aussi établis dans l'île (Ly Tio Fane-Pineo et Lim Fat, 2008 : 95). Ancienne colonie française de 1710 à 1810, l'ile devient une colonie britannique en 1810. Elle acquiert son indépendance en 1968 et accède au statut de République en 1992, demeurant un membre du Commonwealth et de la Francophonie. Le *Welfare State* - état du bien être - est développé et maintenu depuis l'indépendance, notamment dans les domaines de la santé et de l'éducation. En 2011, cette démocratie est première en termes de gouvernance et se range au 78e rang mondial pour le développement humain, devançant tous les pays d'Afrique et de l'océan Indien à l'exception de la Libye et des Seychelles respectivement (Silve, 2012 : 31). Le système économique évolue d'une société de plantation à une société agricole, et ensuite, depuis les années 1970, les gouvernements successifs se sont lancés dans l'industrialisation et la modernisation avec trois autres piliers de l'économie : le tourisme, les finances et les nouvelles technologies. Aujourd'hui, l'île Maurice fait partie des pays émergents.

Le Premier Programme, *First Schedule,* de la Constitution de Maurice propose une division en quatre *communities*[7]. Deux groupes sont fondés sur la religion – communauté hindoue et communauté musulmane. La communauté sino-mauricienne est basée sur le pays d'origine, et tous ceux qui ne se retrouvent pas dans ces trois groupes appartiennent à la Population générale[8] (regroupant les Franco-Mauriciens, les Gens de Couleur et les Afro-Créoles). Toutefois, pour ce qui est de la répartition de la population par groupe ethnique, le dernier recensement date de 1972[9]. En 2011, le recensement du ministère des Finances et du développement économique répertorie huit groupes par rapport à la religion : Bouddhiste/Chinois/autres Chinois, Chrétien[10], Hindou[11], Musulman[12], Bahaï, Juif, Autres religions, et Athée. Dans les quatre communautés, il y a une forte corrélation entre ethnie et religion, avec une majorité d'hindous et de musulmans respectivement dans les deux premiers groupes[13]. Quant aux Sino-Mauriciens, ils ont deux religions (bouddhisme et catholicisme)[14]. La Population générale est chrétienne et majoritairement catholique. Le recensement de 2011 indique les pourcentages suivants pour la religion pour une population de 1,236,000 habitants : 48% d'hindous, 26% de catho-

[7] Etant donné la complexité du terme, nous utiliserons indifféremment les traductions « communauté » et "groupe ethnique" en français.

[8] *Constitution of Mauritius*, p. 81.

[9] http://statsmauritius.govmu.org/English/StatsbySubj/Documents/Digest/Demographic13.pdf (Consulté le 29 décembre 2015). Cette décision émane des autorités politiques.

[10] Adventistes, Apostolique, Assemblée de Dieu, Chrétien, Chrétien Orthodox, Chrétien Tamoul, Church of England, Evangélique, Eglise Chrétienne, Full Gospel Church, La Voix de la Délivrance Méthodiste, Mission Salut et Guérison, Mormon, Peniel Tabernacle, Eglise Pentecôtiste, Presbytérien, Protestant, Roman Catholic, Témoin de Jehovah, The Baptiste Church, Autres Chrétiens.

11 Ahir, Aryen, Arya Samajist, Arya Samajist - Autre, Hindou, Kabir Panthis, Marathi & Marathi Hindou, Puranic, Rajput, Ravived, Sanatanist, Sanatanist - Hindi speaking, Sanatanist - Marathi speaking, Sanatanist – Autre, Tamoul et Tamoul Hindou, Télougou et Télougou Hindou, Vaish, Vedic, Autre Hindou.

[12] Ahmadhya, Islam, Musulman, Autre musulman.

[13] Mauritius 2012 International Religious Freedom Report. *International Religious Freedom Report for 2012* United States Department of State, Bureau of Democracy, Human Rights and Labor.

[14] http://www.state.gov/documents/organization/208386.pdf (Consulté le 29 décembre 2015).

liques romains et 6% d'autres chrétiens, 17% de musulmans avec 95% de sunnites, et 3% incluent les Bouddhistes, les animistes et autres[15]. La métaphore *« arc-en-ciel »* (Eriksen, 1998) est employée pour indiquer la complémentarité entre identité ethnique et nationale.

Maurice est un pays traditionnellement conservateur jusqu'au moment où *« le libéralisme économique est devenu le maître-mot de la société mauricienne, reléguant au second plan toute autre forme d'idéologie »* (Cunniah, 2010), affectant dans ce sillage les structures familiales et sociales. Pour l'année 2015, le taux de nuptialité brute projeté est de 15.6 personnes mariées pour 1,000 contre 15.8 en 2014[16]. A l'inverse, le nombre de divorces par 1,000 a augmenté de 1 en 1990 à 3.1 en 2012[17]. Pour les chefs de famille, 90% sont des hommes mariés tandis que 61% des femmes sont veuves et 19% sont divorcées/ séparées. Seules 10% des femmes sont mariées. Environ 75% des hommes sont âgés de 30 à 59 ans alors que 70% des femmes ont plus de 50 ans[18]. Le taux de suicide par 100,000 pour les jeunes de 15-19 ans pour la période 1965-1999 est indiqué ci-dessous (Wassermann et coll., 2005 : 118).

Tableau 1 : Taux de suicide par 100,000 pour les jeunes de 15-19 ans (1965-1999)

Sexe masculin			**Sexe féminin**			**Total**		
1965-79	**1980-89**	**1990-99**	**1965-79**	**1980-89**	**1990-99**	**1965-79**	**1980-89**	**1990-99**
5.08	6.16	11.69	9.02	11.06	13.17	7.04	8.58	12.42

Les recherches sur Maurice démontrent que l'endogamie ethnique est habituelle. Le mariage est un contrat social qui favorise l'enculturation et la reproduction de préférences culturelles dans la durée. Malgré l'existence de cette tendance générale, il existe un certain nombre de mariages mixtes ou inter-ethniques. L'ethnicité

15 http://www.state.gov/documents/organization/208386.pdf. En juillet 2015, la population de la République de Maurice s'élève à 1,262,879 habitants (624,943 hommes et 637,936 femmes) avec 1,220,663 pour l'île Maurice.

16 http://statsmauritius.govmu.org/English/StatsbySubj/Documents/ei%201195/3--REPORT.pdf. (Consulté le 16 décembre 2015)

17 http://statsmauritius.govmu.org/English/StatsbySubj/Documents/ei1052/gender.pdf (Consulté le 16 décembre 2015)

18 http://statsmauritius.govmu.org/English/StatsbySubj/Documents/ei%201195/3--REPORT.pdf (Consulté le 16 décembre 2015)

joue un rôle plus important que la classe sociale dans le choix d'un partenaire. Le taux de mariage inter-ethnique est stable, s'élevant à 8.2% +/- 2%, et la plupart du temps, les enfants tendent à adopter la culture d'un parent uniquement, sur une ou deux générations, éliminant l'hybridité culturelle (Nave, 2000).

Le concept suicide

Durkheim (1897, Livre II) définit trois dimensions du suicide associées au degré d'adhésion aux normes sociétales. Le suicide égoïste est commis par celui qui est complètement éloigné des valeurs de la société au point de ne pouvoir s'y intégrer ; le détachement du cocon familial, des liens parentaux et aussi des connections religieuses et politiques renforcent le sentiment d'isolement de l'individu. A l'opposé, le suicide altruiste concerne l'individu qui se soumet totalement aux normes, us et coutumes sociétales au point de s'effacer lui-même pour satisfaire la collectivité. Le suicide anomique intervient lorsque la société connait une perte de valeurs et une absence de discipline, soit en période de boom économique ou de déclin de la prospérité. Le suicide fataliste concerne celui qui se sent étouffé ou bloqué par les règlementations sociales.

Dans une perspective cognitive, l'absence d'espoir est le meilleur prédicteur du suicide. La victime devient dépressive, pessimiste et perd toute capacité de résoudre des problèmes (Beck, 1967 ; Abramson, Metalsky et Alloy, 1989). Graduellement, elle s'isole, se déresponsabilise de son milieu familial, professionnel et social et ne se fixe plus d'objectifs. Le degré d'intentionnalité suicidaire dépend des variations culturelles (King et Apter, 2003 : 171). Taylor s'appuie sur deux dimensions fonctionnant sur des axes différents pour expliciter quatre types de comportement de l'individu (Gunn et Lester, 2014 : 238). La première concerne l'axe incertitude-certitude (anxiété – dépression). La deuxième concerne l'axe ectopie-symphysie (l'individu complètement détaché des autres, de leurs opinions et évaluations – l'individu qui en est totalement dépendant). La combinaison certitude/ectopie mène l'individu au suicide servile[19]. La réunion incertitude-ectopie atteint l'individu qui s'interroge sur le sens de son existence et de son identité propre. Le rattachement certitude-symphysie

[19] Un patient souffrant d'un cancer en stade terminal, par exemple.

concerne l'individu qui a peu d'estime de soi : il a recours au suicide sacrificiel pour satisfaire l'autre. Enfin, le regroupement incertitude-symphysie encourage un individu à communiquer sa détresse aux autres par divers moyens[20] pour attirer l'attention sur lui ou se venger, développer la pitié ou le sentiment de culpabilité de l'autre. Il fait du chantage émotionnel.

Les organismes de santé de différents pays mettent en lumière plusieurs facteurs de risque potentialisateurs associés au suicide (Moscicki, 2001). Les facteurs de risque individuels et socio-culturels, environnementaux et situationnels, cognitifs, psychologiques et motivationnels, et biologiques et génétiques sont souvent reliés entre eux à des degrés divers[21]. Par ailleurs, il existe des corrélations entre la délinquance juvénile, la maltraitance des enfants et les tentatives de suicide (Abram et coll., 2014).

Méthodologie

Tout en reconnaissant les critiques formulées à l'encontre des statistiques émanant des sources officielles (Atkinson, Kessel et Dalgaard, 1975 ; Douglas, 1967 ; Varty, 2000 : 53-65), je me suis appuyée sur des données du WHO, et aussi de deux institutions publiques mauriciennes, le ministère de la Santé et la force policière, répertoriant régulièrement les cas de suicide et de tentatives de suicide. L'étude du Mauritius Institute of Health (MIH et coll., 2005) sur les tentatives de suicide et les facteurs de protection contre le suicide est à la fois quantitative et qualitative. Ce travail apporte des précisions sur les perceptions de 1,200 individus de 10-40 ans. J'ai aussi fait usage d'autres analyses qualitatives, émanant des rapports officiels de 1999 à 2015, des études académiques et aussi des dissertations des étudiants de l'université de Maurice[22]. Afin de mieux cerner les facteurs menant au suicide, j'ai élaboré une grille adaptée à mon étude que j'expliciterai dans la deuxième section. Pour approfondir ma compréhension du suicide par rapport aux Indo-Mauriciennes, j'ai aussi examiné certaines données obtenues de textes littéraires.

[20] Une personne se dispute avec son partenaire, et ensuite, il tente de se suicider, par exemple.

[21] Voir page 26.

[22] Pour la liste complète et les détails, voir Annexe 1.

J'ai tenu compte des limitations des données statistiques recueillies sur le suicide et les tentatives de suicide en termes de précision, de disponibilité et de fiabilité. Comme dans d'autres pays, les difficultés répertoriées en contexte mauricien surgissent de sources humaines, institutionnelles et organisationnelles. L'exactitude des statistiques recueillies doit donc être considérée dans ce contexte particulier. Il y a une sous-estimation des chiffres à cause de plusieurs tabous entourant le suicide et la stigmatisation par la société, perçue ou réelle (Ministère pour le Développement des Ressources Humaines et la Réforme des Institutions, Ministry for Human Resource Development and Reform Institutions et coll, 1999 : 8). Les victimes ou leurs proches ont une certaine réticence à divulguer des problèmes d'ordre marital ou extra-conjugal, des faiblesses de caractère de l'individu, et des liens avec la sorcellerie. Par ailleurs, un sentiment de honte entraine souvent le silence et le déni du suicide. D'autres limitations concernent la suspicion et/ou la crainte de certains patients des autorités policières et des législations ; le secret familial (Khadaroo, 2006) et aussi des institutions privées qui n'enregistrent pas ce phénomène (MRC, 2015 : 55).

Il existe aussi la manière dont les institutions publiques recueillent les données quantitatives (Bellerose, 2004 : 15 ; Jadhav, 2013 : 32), expliquant les disparités entre les chiffres fournis par les deux sources au niveau national. L'interprétation d'un cas par le corps médical comme relevant du suicide, de parasuicide, de tentative de suicide ou d'automutilation est parfois subjective. L'on ne peut être sûr des intentions d'une personne que si celle-ci en fait la déclaration suite à une tentative de suicide ou si le suicidé laisse une note écrite à ce propos. II n'est pas toujours aisé pour le corps médical de classifier certains cas, ceux-ci pouvant relever du suicide ou de mort accidentelle[23]. Lorsqu'un décès survient plusieurs mois après une hospitalisation suite à une tentative de suicide ou de blessures graves, le cas n'est pas rapporté comme un suicide (Bellerose, 2004 : 16 ; Dewkurun, 2002 : 13 ; MRC, 2015 : 23-24).

En outre, des erreurs humaines surviennent aussi lors de l'enregistrement et l'archivage des données (MRC, 2015 : 48). De plus, plusieurs tentatives de suicide par une seule personne sont enregistrées séparément par les autorités, gonflant ainsi les chiffres sur le nombre de personnes concernées. Les informations sont partielles puisque les institutions gardent l'anonymat sur l'identité des victimes. En ce qui concerne

[23] Empoisonnement, noyade, immolation, chute, choc électrique, par exemple.

les recherches qualitatives, certaines difficultés sont parfois inévitables, notamment un certain degré d'empathie et/ou de compassion des enquêteurs avec les interviewés (Auckel, 2013 : 31). Puis, une victime, interviewée dans le contexte hospitalier afin de mieux comprendre son acte, pourrait considérer le travailleur social comme un agent de changement de sa vie pendant la thérapie (Dewkurun, 2002 : 16).

Les résultats de l'analyse des statistiques et des entrevues émanant de l'ensemble des documents consultés ont débouché sur l'élaboration de trois sections. Dans la première section, je recense le profil des victimes de suicide complet et de tentatives de suicide de manière diachronique en m'appuyant sur des indicateurs précis du ministère de la Santé et de la force policière. Puis, dans la deuxième section, je donne un aperçu des facteurs de risque potentialisateurs du suicide avec un accent sur les jeunes - adolescents, post-adolescents et jeunes adultes, des influences et des moyens utilisés pour tenter un suicide. Enfin, j'entame la discussion dans la troisième section.

Première section : Profil des victimes de suicide complet et des tentatives de suicide

J'ai considéré les indicateurs suivants par rapport au suicide : âge, genre, groupe ethnique et religion, scolarisation et profession, statut matrimonial, état de santé mentale et statut social.

1. Statistiques du ministère de la Santé

1.1. 1987 – 2002

1.1.1. Evolution du taux de suicide annuel par genre

Selon les statistiques du ministère de la Santé, le graphique ci-dessous indique l'évolution des décès suite à un suicide pour la période s'étalant de 1987 à 2002 à Maurice enregistrés par les services hospitaliers (Bellerose, 2004 : 20). Le taux de suicide est en baisse pour les cas rapportés, demeure plus élevé chez les hommes que chez les femmes (2 : 1) et inversement, pour les tentatives de suicide, plus élevé chez les femmes - 3 : 1 (Bellerose, 2004 : 5). Le suicide est la 10e cause de décès à Maurice comptant pour un faible pourcentage (1.6%) du taux total de décès sur le plan national (Bellerose, 2004 : 45).

Graphique 1 : Evolution du suicide par genre à l'île Maurice (1987 – 2002)

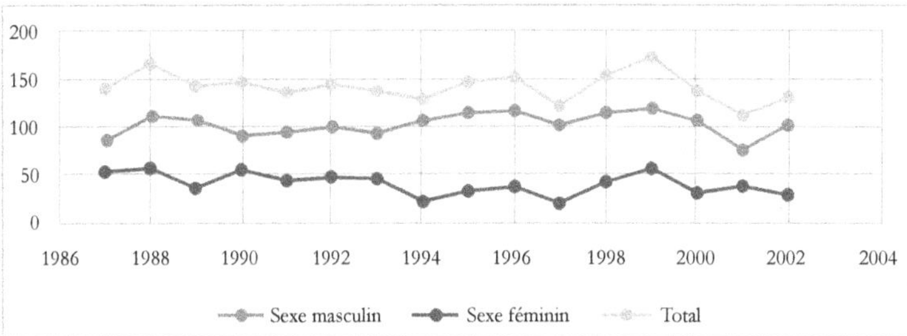

1.1.2. Evolution du taux de suicide annuel par sexe et âge

Par rapport au groupe d'âge et au sexe, les données compilées du ministère de la Santé pour l'an 2002 pour le suicide démontrent que les hommes de 30 à 59 ans sont les plus nombreux tandis que les moins de 30 ans et les plus de 60 ans sont en nombre inférieur. Les femmes de plus de 60 ans sont résilientes tandis que pour les autres tranches d'âge, les chiffres sont similaires.

Tableau 2 : Décès par âge et genre enregistrés par le ministère de la Santé (2002)

Sexe	**Masculin**				**Féminin**			
Age	**Moins de 30 ans**	**30–59 ans**	**Plus de 60 ans**	**Total**	**Moins de 30 ans**	**30–59 ans**	**Plus de 60 ans**	**Total**
2002	36	58	8	102	13	14	2	29

1.2. Juin 2001 – Mai 2002

1.2.1. Taux de suicide et de tentatives de suicide par âge et genre

Pour la période juin 2001-mai 2002, une analyse des tentatives de suicide de 152 patients en milieu hospitalier par un travailleur social du Département psychiatrique et du Service Social, Psychiatric and Social Service Department, d'un service hospitalier spécialisé dans la santé mentale de l'île Maurice indique les différences suivantes par tranche d'âge et genre (Dewkurun. 2002).

Entre 5 et 14 ans, le ratio masculin : féminin est de 1 : 3.5. Pour les jeunes filles, il y a quelques tentatives de suicide. Entre 15 et 19 ans, le ratio masculin : féminin est de 1 : 6. Entre 35 et 54 ans, ce ratio est de 1 : 1.7. Après 55 ans, le ratio s'estompe à 1 : 0.2. Le taux de tentatives de suicide pour les deux sexes est plus élevé pour les 15-34 ans (71.5%). Sept patients dont deux adolescents, l'un âgé de 13 ans et l'autre de 19 ans sont décédés suite à une tentative de suicide par ingestion d'herbicides et de pesticides respectivement, et ce, malgré les traitements.

1.2.2. Suicide et statut matrimonial

Le taux de suicide pour une population de 100,000 en ordre décroissant est comme suit : 251 pour les femmes séparées/divorcées et 163 pour les hommes séparés/divorcés ; 148 pour les femmes et 56 pour les hommes célibataires ; 110 pour les épouses et 59 pour les époux ; et 20 pour les veuves. Pour le sexe masculin, sur 48 patients, 50% sont célibataires, 45.8% mariés, et 4.2% séparés/divorcés. Pour le sexe féminin, sur 104 patientes, 50.9% sont célibataires, 41.3% mariées, 5.8% séparées/divorcées et 2% veuves (Dewkurun, 2002 : 44).

L'âge légal pour contracter un mariage civil est de 16 ans. En ce qui concerne les tentatives de suicide par âge et genre en lien avec le statut matrimonial, une comparaison par âge indique des différences nettes. Le taux de tentatives de suicide pour les deux sexes est plus élevé pour les 15-19 ans (27.6%). Les femmes sont plus vulnérables face aux problèmes individuels, familiaux ou sociaux. Elles se disputent avec leur petit-ami ou avec leurs parents. Parfois, certaines font des fugues à cause de leur liaison amoureuse. Pour les 25-29 ans (17.1%), 20-24 ans (15.7%) et 30-34 ans (11.1%), des problèmes surgissent juste avant le mariage ou durant la vie maritale. Ce taux est plus élevé pour les victimes divorcées/séparées des deux sexes, les hommes étant aussi séparés de leurs enfants ; et est négligeable pour les veuves.

Tableau 3 : Tentatives de suicide par âge et genre
(juin 2001 – mai 2002)

Tranche d'âge (ans)	Sexe				
	Masculin	Féminin	Ratio	Total	%
5 - 14	2	7	1.0 : 3.5	9	5.9
15 - 19	6	36	1.0 : 6.0	42	27.6
20 - 24	9	15	1.0 : 1.7	24	15.7
25 - 29	10	16	1.0 : 1.6	26	17.1
30 - 34	5	12	1.0 : 2.4	17	11.1
35 - 39	3	5	1.0 : 1.7	8	5.2
40 - 44	1	4	1.0 : 4.0	5	3.2
45 - 49	6	5	1.0 : 0.8	11	7.2

1.2.3. Suicide et scolarisation

Il existe une corrélation entre le niveau d'instruction scolaire et les tentatives de suicide en ordre croissant affectant ceux qui n'ont jamais été scolarisés ou peu scolarisés, sans certification (11%) ; ceux qui ont complété l'école primaire (27%), le lycée (30%) et le premier cycle du niveau secondaire (32%). Lorsque le niveau d'instruction est élevé, les attentes et les frustrations sont plus nombreuses.

1.2.4. Suicide et emploi

60.5% des victimes sont au chômage avec une majorité de 76 femmes sur 152 (82.6%). Le taux de tentatives de suicide est plus élevé pour le sexe féminin quel que soit le niveau d'instruction scolaire mais il est plus élevé chez les adolescents sans emploi (Dewkurun, 2002 : 54).

1.2.5. Taux de suicide et religion

Une analyse des tentatives de suicide par religion pour la population étudiée est composée en ordre décroissant de 68.4% d'hindous, 19% de chrétiens et 12.5% de musulmans. Dans les trois groupes, le taux de tentatives de suicide est plus élevé pour les femmes. Le taux de tentative de suicide chez les hindous est de 98 pour 100,000 (Dewkurun, 2002 : 42, 43). Les facteurs socio-culturels et la religion semblent jouer un rôle important dans la manière de penser l'acte suicidaire. Lorsque le contrôle social et religieux est imposant, le taux de tentatives de suicide est nettement moins élevé. Par ailleurs, les chrétiens et les musulmans sont mieux encadrés par leur système socio-religieux respectif (Dewkurun, 2002 : 43).

Tableau 4 : Analyse des tentatives de suicide par religion

Religion	M	F	T	M (%)	F (%)	T (%)
Hindou	38	66	104	25.0	43.4	68.4
Chrétien	5	24	29	3.2	15.7	19.0
Musulman	5	14	19	3.2	9.2	12.5
Total	48	104	152	31.5	68.4	100.0

2. Statistiques de la force policière

2.1. 1994-2002

Le tableau ci-dessous indique le nombre de tentatives de suicide enregistrées par la force policière pour la période 1994-2002 (Bellerose, 2004 : annexes B-J).

Tableau 5 : Tentatives de suicide enregistrées par la force policière par genre et âge (1994-2002)

Age / Année	Moins de 18 ans			Moyenne par sexe		18-60 ans			Moyenne par sexe	
	M	F	T	M	F	M	F	T	M	F
1994	13	27	**40**	1.2	2.49	133	146	**279**	12.28	13.48
1995	14	32	**46**	1.27	2.92	150	131	**281**	13.71	11.97
1996	22	30	**52**	1.98	2.71	126	124	**250**	11.38	11.20
1997	12	40	**52**	1.07	3.57	125	139	**264**	11.15	12.40
1998	23	44	**67**	2.03	3.88	162	138	**300**	14.35	12.19
1999	15	41	**56**	1.31	3.58	83	103	**186**	7.25	8.99
2000	17	41	**58**	1.46	3.54	134	114	**248**	11.57	9.85
2001	14	47	**61**	1.19	4.01	135	129	**264**	11.54	11.03
2002	15	45	**60**	1.27	3.81	107	137	**244**	9.06	11.60

Les tentatives de suicide sont plus élevées pour la tranche d'âge 18-60 ans pour les deux sexes. Le taux est aussi plus élevé pour les femmes que les hommes.

2.2. 2000-2004

Une étude de Khadaroo (2006), à partir des données recueillies dans les Rapports de la Criminalité, Crime Records Office, concerne uniquement les cas de suicides complets pour la période 2000 à 2004 afin de mieux cerner les tendances à l'île Maurice. Le taux de suicide annuel pour les deux sexes pour une population de 100,000 indique une tendance à la baisse, passant de 8.05 en 2000 à 7.27 en 2004. Le taux de suicide pour le sexe masculin est plus élevé que pour le sexe féminin (339 hommes, 127 femmes). Le tableau ci-dessous indique la distribution par âge et le taux pour 100,000. La plus jeune victime a 13 ans et la plus âgée, 89 ans. Le taux le plus élevé de suicide se trouve dans la tranche d'âge 20-29 ans des post-adolescents ou jeunes adultes, suivi des 30-49 ans (jeunes adultes et adultes).

Tableau 6 : Distribution par âge et taux de suicide par 100,000 (2000-2004)

Tranche d'âge	**0-9**	**10-19**	**20-29**	**30-39**	**40-49**	**50-59**	**60-69**	**70-79**	**80-89**
Nombre		43	144	99	96	49	17	13	5
Taux de suicide par 100,000		4.3	13.6	10.1	10.9	8.5	5.5	7	7.5

2.3. 2005-2010

Pour les suicides complets pour la période 2005-2010, sur un total de 539 cas, il y a 418 hommes (78%) et 121 femmes (22%). Aucun cas n'est répertorié pour la tranche d'âge de 0 à 9 ans. Moins de 10% de jeunes de 10-19 ans portent atteinte à leur propre vie. Le taux le plus élevé se situe dans la tranche d'âge des 20-29 ans (26%), suivi des 30-39 ans et 40-49 ans (Chakouree, 2011 : 25). Le nombre d'hommes est nettement supérieur pour toutes les tranches d'âge par rapport aux femmes, avec un ratio de 3.6 : 1 (Chakouree, 2011 :

27). Le calcul du taux de suicide par 100, 000 indique une oscillation entre 6% et 9% avec une tendance générale d'une réduction du taux de suicide complet pour les deux sexes (Chakouree, 2011 : 26).

Tableau 7 : Calcul du taux de suicide par 100, 000 (2000-2010)

An	2000	2001	2002	2003	2004	2005	2006	2007	2008	2009	2010
%	8.05	8.88	7.56	6.6	7.27	7.82	7.90	7.70	6.39	6.51	6.25

2.4. 2000-2010

Sur 1,005 suicides complets (757 hommes et 248 femmes) de 2000 à 2010, le taux de suicide par 100,000 oscille entre 6.2 et 8.9 durant cette décennie, avec une tendance à la décroissance, et un taux nettement supérieur pour le sexe masculin. Le taux par 100,000 est plus élevé (12.2) pour la tranche d'âge des 20-29 ans (Goorah et coll., 2013 : 29-30).

2.5. 2009-2012

2.5.1. Evolution par âge et genre

Jadhav (2013) mène une étude par âge et genre pour la période 2009-2012 à partir des données recueillies du Crime Records Office. Pour toutes les tranches d'âge, il y a plus de suicides complets pour les hommes que pour les femmes. Le nombre est plus élevé dans la catégorie 21-23 ans et est nettement supérieur pour les jeunes de 21-29 ans par rapport aux 18-20 ans. Les tentatives de suicide sont supérieures pour les femmes sauf pour la catégorie des 24-26 ans. Néanmoins, les tentatives de suicide sont préoccupantes pour les plus jeunes âgés de 18-20 ans (32%) des deux sexes, avec une réduction graduellement pour les 21-29 ans (gains en expérience de la vie et en maturité).

Tableau 8 : Suicide complet et tentatives de suicide par âge et genre (2012)

	Tranche d'âge	18-20		21-23		24-26		27-29		Total	
Suicide complété	**Sexe**	**M**	**F**	**M**	**F**	**M**	**F**	**M**	**F**	**M**	**F**
	Nombre	9	6	16	11	14	7	20	2	59	26
	Total	15		27		21		22		**85**	
	Tranche d'âge	**18-20**		**21-23**		**24-26**		**27-29**		**Total**	
Tentative de suicide	**Sexe**	**M**	**F**	**M**	**F**	**M**	**F**	**M**	**F**	**M**	**F**
	Nombre	81	101	59	81	81	58	42	59	263	299
	Total	182		140		139		101		**562**	

2.5.2. Perceptions par rapport aux facteurs de vulnérabilité

En ce qui concerne les perceptions des jeunes de 18 à 29 ans, Jadhav (2013) indique les facteurs de risque en ordre croissant. Le sentiment de désespoir est un facteur de vulnérabilité associé à l'incapacité ou l'impossibilité de l'individu à réussir ses ambitions pour 28.6% et le sentiment de vide ou de perte de toute ambition dans la vie pour 46.4%. Quant à la performance scolaire, les résultats sont associés non seulement aux attentes du jeune mais aussi à celles de ses parents et de son entourage. De même, les problèmes financiers relèvent du milieu de vie mais aussi des désirs des jeunes, soit à cause de la pression des pairs ou des tentations de la société de consommation.

En outre, les problèmes émotionnels préoccupent 70% des jeunes. Ils souffrent lorsque les relations ne sont pas harmonieuses avec leurs amis (17.9%), leurs parents (64.3%) et leur partenaire amoureux (78.6%). Pour 46% des jeunes, le harcèlement des pairs en milieu scolaire pourrait les entrainer à consommer des cigarettes et de l'alcool, et ensuite, à développer la dépendance et un trouble mental tel que la dépression. Pour 59%, le harcèlement engendre un certain traumatisme et les pousserait à faire l'école buissonnière et à l'isolement social. Subséquemment, pour 49%, il est difficile de se lier d'amitié avec les autres.

Graphique 2 : Perceptions des jeunes de 18-29 ans
à propos des facteurs de risque

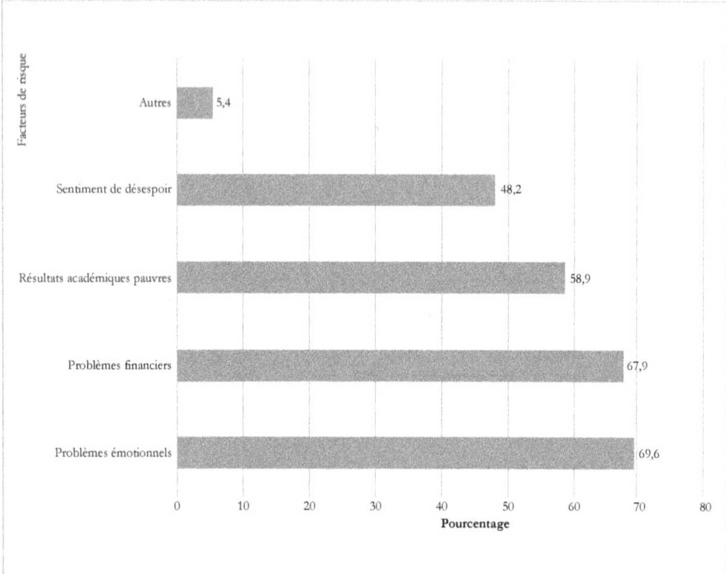

Une majorité de jeunes estime que certains facteurs environnementaux pourraient affecter négativement un jeune et le pousser à porter atteinte à sa propre vie. Ce sont l'attitude des parents (76%), l'attitude des pairs (75%), et l'influence des medias (67%).

3. Rapport national (1992-1994)[24]

3.1. Evolution du taux de suicide annuel par genre et âge

Pour 1992-1994, le taux annuel de décès par suicide est de 10 : 100,000. Le nombre de suicides complets est plus élevé chez les hommes. Le nombre de suicidés est plus élevé chez les jeunes de 21-30 ans et 31-40 ans, suivis des adolescents de 12-20 ans.

[24] Suite à la pression médiatique et sociale sur le taux de suicide au pays, une étude nationale est menée afin de mieux cerner la problématique du suicide et des tendances suicidaires à l'ile Maurice et à l'ile Rodrigues et de formuler des politiques générales de prévention du suicide. (Ministry for Human Resource Development and Reform Institutions et coll., 1999: 4). C'est une étude quantitative et qualitative sur 340 suicides complétés de 1992 à 1994.

Tableau 9 : Taux de suicide annuel par genre (1992-1994)

Sexe			**Taux de suicide par 100,000**		
M	**F**	**T**	**M**	**F**	**T**
247	93	340	15	6	10

En revanche, les taux de 8 : 100,000 et 9 : 100,000 pour le sexe féminin indiquent que les adolescents représentent un groupe à risque élevé (Ministère pour le Développement des Ressources Humaines et de la Réforme des Institutions, Ministry for Human Resource Development and Reform Institutions et coll., 1999 : 14 ; 58), les adolescentes étant plus à risque que les adolescents. 76% d'entre eux souffrent de dépression et d'anxiété ; ils connaissent des moments de panique, d'impulsivité et d'hostilité envers eux-mêmes et les autres 6% souffrent de troubles de personnalité et de comportement déviant (Ministry for Human Resource Development and Reform Institutions et coll., 1999 : 25).

3.2. Suicide et statut matrimonial

Pour la période 1992-1994, une comparaison du taux de suicide par statut matrimonial fait ressortir un taux de suicide plus élevé pour les hommes séparés et les femmes vivant en union libre (Ministry for Human Resource Development and Reform Institutions et coll., 1999: 19). Le taux de suicide est très élevé pour les couples séparés comparé à celui des couples mariés pour les hommes. Le taux est supérieur pour le sexe masculin dans tous les cas de figure. Le taux est identique pour les hommes célibataires de 25-30+ ans et ceux qui sont mariés. Le taux est légèrement supérieur en cas de divorce, veuvage ou concubinage.

En revanche, le taux est le plus élevé pour les femmes qui vivent en union libre, suivi des adolescentes de 16-19 ans, et des femmes célibataires de 20-29 ans. Ce taux est quasi-identique pour les femmes mariées et séparées. En comparaison avec les hommes, le taux est faible pour les célibataires de plus de 30 ans et les veuves (Ministry for Human Resource Development and Reform Institutions et coll., 1999 : 19).

Tableau 10 : Taux de suicide annuel par 100,000
par statut matrimonial et âge (1992-1994)

Sexe / Statut matrimonial	Masculin	Féminin	Total
Célibataire (16 – 19 ans)	17	10	14
Célibataire (20 – 24 ans)	18	8	14
Célibataire (25 – 29 ans)	22	7	16
Célibataire (30 + ans)	22	5	14
Marié(e)	22	7	14
Divorcé (e)	24	0	9
Séparé (e)	149	6	47
En union libre	27	17	22
Veuf/Veuve	26	4	7

3.3. Suicide, scolarisation et emploi

Pour la période 1992-1994, l'instruction scolaire de la majorité des suicidés est limitée soit à la scolarisation primaire (47%) ou secondaire (32%). La plupart d'entre eux appartiennent au bas de l'échelle sociale (45% - ouvriers non spécialisés, 23% - ouvriers semi-spécialisés) et touchent un salaire moyen ne dépassant pas Rs4000 ; 30% sont au chômage et dépendent de leur famille (Ministry for Human Resource Development and Reform Institutions et coll., 1999 : 20-21)[25].

3.4. Taux par religion

De 1992 à 1994, le taux de suicide annuel est nettement supérieur pour les hindous (15 : 100 000) par rapport aux chrétiens (6 : 100 000) ou musulmans (5 : 100 000). Le taux est plus élevé pour le sexe masculin que féminin pour les hindous et les chrétiens (Ministry for Human Resource Development and Reform Institutions et coll., 1999 : 18).

3.5. Suicide et santé mentale

La majorité des victimes ont des problèmes psychologiques ou psychiatriques, notamment la dépression et la schizophrénie. 93% des

[25] Pour la période 2005-2010, Chakouree (2011 : 34) relève les informations suivantes en ordre décroissant pour les suicides complétés : 102 chômeurs, 24 étudiants, 19 maçons, 13 ayant leur propre emploi, 11 gardiens de sécurité, 11 laboureurs, 6 policiers, 6 jardiniers, 5 employés à l'usine et 4 chauffeurs.

victimes souffrent de problèmes psychiatriques, 48% sont dépressifs au moment de commettre l'acte irréparable tandis que 8% sont schizophréniques, et 6% souffrent de troubles de comportement. 13% sont alcooliques et 4% sont anxieux ou atteints des troubles de l'anxiété. 15% de Mauriciens suicidés ont fait une ou plusieurs tentatives de suicide et la majorité des victimes (77%) ne suit aucun traitement médical ou psychiatrique.

4. Rapport national (Juin 2001-Juin 2003)[26]

4.1. Evolution du taux de suicide annuel par genre et âge

2,180 individus âgés de 10-40 ans ont fait une tentative de suicide, avec 970 hommes et 1,210 femmes. Le taux de suicide est 1.2 fois plus élevé pour les femmes. Il y a six fois plus de tentatives de suicide en milieu rural. Le suicide est rare chez les 10-14 ans mais atteint 50% des jeunes.

Tableau 11 : Caractéristiques des interviewés

Caractéristiques		**Cas**		**Contrôle**	
	n	**%**	**n**	**%**	
Milieu	**Urbain**	60	15	120	15.1
	Rural	340	85	680	84.9
Genre	**Masculin**	186	46.5	372	46.5
	Féminin	214	53.5	428	53.5
Age	**10-14**	6	1.5	12	1.5
	15-19	66	16.5	132	16.5
	20-24	126	31.5	252	31.5
	25-40	202	50.5	404	50.5
Handicap physique	**Oui**	14	3.7	17	2.2
	Non	369	96.3	760	97.8

[26] Cette recherche concerne une étude menée par le Mauritius Institute of Health en collaboration avec d'autres institutions publiques (MIH et coll., 2005 : 3) en vue d'analyser les facteurs de risque et de protection associés au suicide parmi les 10-40 ans qui ont fait au moins une tentative de suicide de juin 2001 à juin 2003. Les données proviennent de la force policière. 400 cas sont choisis, de même qu'un groupe contrôle de 800 personnes en corrélation avec le genre, l'âge et l'environnement de vie. L'étude est quantitative et qualitative.

4.2. Tentative de suicide, statut matrimonial et religion

Le taux de tentatives de suicide est similaire pour les célibataires et les individus mariés. Les hindous sont plus nombreux, suivis des chrétiens et des musulmans. La consommation d'alcool et des drogues chez les plus jeunes affectent la famille car les partenaires deviennent anti-sociaux. 39.3% de jeunes, 85.0% d'hommes et 66.7% en milieu urbain se disputent fréquemment entre eux. Les mariages d'amour (62.4%) entrainent plus de conflits et de tendances suicidaires comme suit : 59.6% en milieu rural, 65.6% de femmes et 81.8% de jeunes. Il est fréquent que les parents et la famille soient opposés au mariage des jeunes. Méprisés par eux, les jeunes ont recours au suicide (MIH et coll., 2005 : 27). Les conflits familiaux sont habituels dans les régions urbaines et rurales, plus particulièrement parmi les femmes et les jeunes. Ces derniers et les jeunes épouses tentent d'effrayer leur partenaire ou leurs beaux-parents. La solitude engendre le stress qui déclenche un comportement suicidaire (MIH et coll., 2005 : 13)

Tableau 12 : Statut matrimonial et religion des interviewés

Caractéristiques		**Cas**		**Contrôle**	
	n	%	n	%	
Statut matrimonial	**Célibataire**	175	43.8	406	50.8
	Marié	182	45.5	370	46.3
	Union libre	14	3.5	11	1.4
	Divorcé/Séparé/Veuvage	29	7.3	13	1.6
Religion	**Hindou**	256	64.0	518	64.8
	Musulman	42	10.5	90	11.3
	Chrétien	93	23.3	184	23.0
	Pas de religion	9	2.3	8	1.0

4.3. Tentative de suicide, scolarisation et emploi

Il y a plus de tentatives de suicide parmi les jeunes ayant été scolarisés à l'école primaire et/ou au collège. Les chômeurs font deux fois plus de tentatives de suicide mais la proportion demeure élevée chez les salariés. Le handicap physique les affecte, notamment lorsqu'ils ressentent une dépendance sur autrui.

Tableau 13 : Niveau scolaire et emploi des interviewés

Caractéristiques		Cas		Contrôle	
	n	%	n	%	
Education/ Niveau	Primaire	145	36.3	224	28.0
	Secondaire	162	40.5	267	33.4
	SC/HSC [Collège/Lycée]	77	19.3	261	32.6
	Supérieur	13	3.3	45	5.6
	Professionnel	3	0.8	3	0.4
Emploi	Chômage	89	22.3	90	11.3
	Collégien/Lycéen/Etudiant	35	8.8	146	18.3
	Salarié	184	46.0	448	56.2
	Offre des services de son foyer	79	19.8	113	14.1
	Dans le domaine commercial	13	3.3	3	0.4

4.5. Tentative de suicide, environnement de vie et santé mentale

Lorsqu'un individu vit dans un environnement où il côtoie d'autres du même groupe ethnique que lui, les possibilités de conflits et de disputes sont plus élevées. Il est aussi fréquent qu'il n'y ait pas suffisamment d'activités sociales et culturelles dans son environnement de vie. Il n'y a aucune activité religieuse et sportive. C'est l'individualisme et l'animosité qui priment dans le voisinage (MIH et coll., 2005 : 29).

Parmi les jeunes qui tentent de mettre fin à leur vie, il existe chez eux un traumatisme associé à leur enfance, notamment des cas d'abus physiques par des adultes (22.3%) ou des amis (18.0%) ; d'abus sexuels par des adultes (9.9%) ou des amis (7.1%) ; d'abus psychologiques (25.8%) et d'abus émotionnels (28.0%). 82.8% en milieu rural, notamment 50.4% de femmes âgées de 25 à 40 ans souffrent de dépression. Le manque d'affection et d'espoir, le décès des parents durant l'enfance de l'individu ou lors d'un accident, le comportement déviant des parents, les tentatives de suicide

antérieures au sein de la famille, et aussi la perte d'estime de soi entrainent aussi les tentatives de suicide, avec ou sans communication d'une telle intention (MIH et coll., 2005 : 15-18). En outre, les jeunes ayant des tendances suicidaires vivent majoritairement avec leurs parents biologiques (74.2%) avec 62.9% d'hommes et 54.7% en milieu rural. Ils ont des difficultés pour comprendre l'attitude de leurs parents envers eux. Ils considèrent que ces derniers éprouvent de la haine à leur égard.
Différentes raisons sont évoquées pour expliquer les tentatives de suicide. Les réponses sont indiquées en ordre décroissant : disputes familiales (31.3%), rupture amoureuse (27.8%), femme battue (13.3%), peur du partenaire (7.6%), problèmes financiers (6.5%), en état d'ébriété (4.9%), chômage (4.6%), pour oublier les problèmes (3.3%), résultats aux examens (2.4%) et le Symptôme d'immuno-déficience Acquis, le SIDA - 1.3% - (MIH et coll., 2005 : 13).

Tableau 14 : Environnement de vie des interviewés

Caractéristique	**Cas**		**Contrôle**	
	%	**n**	**%**	
Vit avec les deux parents	159	39.8	342	42.8
Vit avec sa mère	39	9.8	72	9.0
Vit avec son père	12	3.0	1	0.1
Vit avec ses grands-parents	6	1.5	7	0.9
Enfant adopté	2	0.5	0	0.0
Vit seul	5	0.5	9	1.1
Vit avec sa propre famille	177	44.3	369	46.1

5. Rapport national sur les adolescents (2001-2014)[27]

5.1. Evolution du taux de suicide annuel par genre

Il y a 117 cas de suicides complets des jeunes de 13 à 19 ans selon les données de la force policière pour la période 2001-2013, avec une

[27] Cette recherche concerne les données recueillies de deux sources par le Mauritius Research Council : le ministère de la Santé et la force policière. Les inconsistances entre les données recueillies sont expliquées dans la sous-partie « Méthodologie ».

moyenne de neuf décès par an (4.3 pour les femmes et 4.7 pour les hommes). Le nombre d'adolescents (61 cas) est légèrement supérieur à celui des adolescentes (56 cas), corroborant les données du rapport national antérieur de 1999. Le calcul du taux de suicide par 100,000 pour 2001-2013 indique une augmentation marquante pour les adolescents, et une réduction importante et régulière pour les adolescentes, résultant en une augmentation globale (MRC, 2015 : 62).

Tableau 15 : Cas de suicides *à Maurice (2001-2014)*

Year **Source**	**2001**	**2002**	**2003**	**2004**	**2005**	**2006**	**2007**	**2008**	**2009**	**2010**	**2011**	**2012**	**2013**	**30 Avril 2014**
Life Plus	107	92	81	81	99	97	95	84	83	80	102	88	82	27
MPF	118	111	87	93	102	107	101	86	83	90	102	88	82	N/A
MoH	113	131	88	97	102	118	127	84	115	98	118	115	98	120
WHO	113	131	88	97	102	118	127	84	115	98	N/A	N/A	N/A	N/A

5.2. Evolution du taux de suicide annuel par âge

L'âge le plus à risque pendant l'adolescence est présenté en ordre décroissant dans le graphique ci-dessous. Les adolescentes sont les plus vulnérables à 16, 15 et 19 ans tandis que les adolescents le sont à 19, 15 et 17 ans respectivement, corroborant les données de l'étude qualitative de Dewkurun (2002). La vulnérabilité pour les deux sexes commence à partir de 14 ans (MRC, 2015 : 66).

Graphique 3 : Nombre de suicides des adolescents par âge et genre

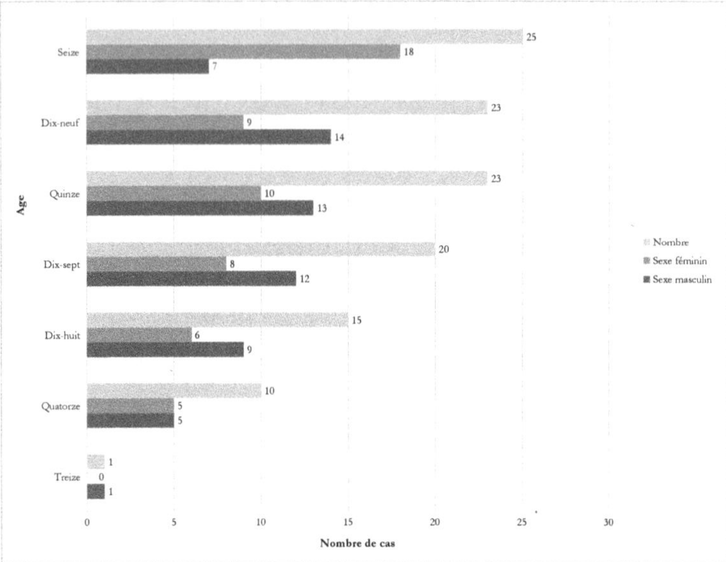

5.3. Evolution du taux de suicide par mois

Il existe une certaine régularité dans les tendances chaque année par rapport au comportement suicidaire des adolescents et au passage à l'acte, et celles-ci sont identiques pour les deux sexes. Il y a une corrélation entre le calendrier scolaire et le suicide, les augmentations coïncidant avec le début des premier et troisième trimestres. Le suicide est en augmentation constante de janvier à avril, s'estompe aux mois de mai et de juillet avec une légère hausse en juin. Il y a une hausse importante en août et septembre. Cela reflète le stress précédant les examens sommatifs annuels. Les jeunes sont angoissés par rapport aux attentes de leurs parents, des enseignants, de l'entourage proche et des amis, et la crainte d'obtenir des résultats scolaires insatisfaisants (29.5% pour les adolescents et 19.6% pour les adolescentes). La tendance s'estompe au moment des vacances de Pâques et diminue considérablement pendant les grandes vacances annuelles de l'été. Toutefois, ces données correspondent aussi aux tendances notées chez les adultes pour les suicides complétés (MRC, 2015 : 69).

5.4. Suicide, groupe ethnique, genre et âge

Sur 30 études de cas, en me basant uniquement sur les prénoms[28], 11 sont Indo-Mauriciennes (MRC, 2015 : 123-124) et 8 sont Indo-Mauriciens (MRC, 2015 : 135-136). 13 adolescentes et deux adolescents ont entre 12 et 15 ans, les autres ont entre 16 et 18 ans. La performance scolaire des adolescentes est variable tandis que la plupart des adolescents sont en situation d'échec scolaire.

Toutes les victimes de sexe féminin proviennent de milieux familiaux pauvres, et ont des conflits incessants avec au moins un des parents, majoritairement la mère, et dans un cas, avec la belle-mère par alliance. Deux adolescentes ne sont plus scolarisées, l'une a décroché du collège tandis que l'autre, enceinte à 17 ans, a quitté le collège et s'est mariée. Trois d'entre elles connaissent l'idéation suicidaire. Deux jeunes sont suivies sur le plan psychologique et l'une d'entre elles s'automutile.

En ce qui concerne les relations amoureuses, pour trois adolescentes hindoues, les parents rejettent le choix du partenaire, désapprouvent le fait qu'elles aient des relations intimes avec leur partenaire avant le mariage et souhaiteraient leur faire adopter un comportement traditionnel.

- ***Seema, 16 ans***, rapporte que certaines personnes de son entourage ont informé ses parents de l'existence de son petit-ami. Alors, ils lui ont demandé de ne plus le voir ou de l'épouser. Subséquemment, elle a rompu avec son partenaire, et elle a dû faire face à la famille et à la communauté qui considèrent qu'elle a fait une erreur en tombant amoureuse.

- ***Santoshini, 14 ans,*** rapporte qu'elle a eu un petit-ami pour imiter ses amies. Elle s'est fâchée lors d'une confrontation avec ses parents à ce sujet. Elle a fugué le lendemain car ses parents avaient établi des règles trop strictes pour contrôler ses déplacements. Elle considère que le mode de vie de ses parents est dépassé. Elle suffoque à cause de leur manque de compréhension.

---

[28] Les données ne permettent pas de déterminer la religion ou le groupe ethnique avec plus de précision.

- ***Ansuya, 17 ans,*** rapporte qu'elle avait des relations intimes avec un jeune homme de 22 ans d'une autre religion que la sienne. Sa famille n'approuvait pas leur liaison. Elle se disputait avec sa mère quotidiennement. Elle a fugué mais la police l'a ramenée au bercail. Ses parents ont mis un terme à sa scolarisation. Ne pouvant vivre sans son petit-ami, elle se sent seule et dépressive.

Deux adolescents (18 ans, 16 ans) sont en conflit avec leurs parents car ils n'acceptent pas qu'ils aient des relations intimes avec leur petite-amie. Pour le plus jeune âgé de 14 ans, ce sont les parents de la fille qui refusent leur liaison intime et il est contraint d'y mettre fin (MRC, 2015 : 135-136).

L'attitude méprisante des pairs, notamment la jalousie et le harcèlement, pousse certaines adolescentes au suicide. Elles souffrent aussi de l'incompréhension culturelle d'adolescentes d'autres groupes ethniques.

- ***Uma, 15 ans,*** rapporte qu'elle a tenté de s'intégrer au groupe mais les autres étaient hostiles et se moquaient d'elles. Elle se sentait seule et s'est emmurée dans son silence.

- ***Bhavna, 15 ans,*** rapporte que pendant toute sa scolarisation, les autres se sont moquées d'elle à cause de la longueur de sa robe et aussi ses habitudes. Elle était mise à l'écart du groupe car elle n'avait pas les moyens financiers nécessaires pour participer aux déjeuners collectifs, et parce qu'elle n'avait pas de petit-ami.

Certaines adolescentes réagissent vivement aux remontrances de leurs parents par provocation ou colère. Parfois elles sont entraînées dans une spirale infernale de consommation d'alcool et de drogues, de comportements déviants, voire de délinquance juvénile.

- ***Sheena, 17 ans***, rapporte que ses parents se disputaient constamment ; sa mère lui donnait beaucoup de travaux domestiques ; elle ne pouvait pas se concentrer sur ses études. Alors elle préférait rester longtemps en dehors du domicile. Elle rencontrait des amis à l'arrêt d'autobus ou sur Facebook. Les garçons l'encourageaient à consommer de l'alcool, de la drogue et à fumer. Elle a commencé à se détester et à s'automutiler.

Les conflits avec les parents occupent une place importante parmi les éléments déclencheurs explicités par les jeunes adolescents. Six d'entre eux sont en conflit direct avec leur père et les reproches concernent souvent leur performance académique (MRC, 2015 : 137-139). La discipline de vie imposée par les parents ne correspond pas à leur désir de liberté. Les valeurs prônées par les parents sont en déphasage avec leurs opinions personnelles. Ils souffrent d'un sentiment d'étouffement.

Plusieurs jeunes des deux sexes souffrent de problèmes relationnels et communicationnels, ce qui affecte leur vie quotidiennement, entrainant la perte d'estime de soi, des changements d'humeur, un sentiment d'isolement, et la dépression (cinq hindoues de 14-17 ans et six chrétiennes de 12-16 ans ; deux hindous de 18 ans et un de 16 ans). La majorité des jeunes souffrent de problèmes psychologiques, de troubles mentaux et d'un comportement antisocial. Mais les adolescents ont tendance à être dépressifs, impulsifs, agressifs et violents (deux chrétiens de 17 et 18 ans ; trois hindous – 14 ans, 16 ans et drogué, 17 ans et s'automutilant). Trois hindoues (15, 16 et 19 ans) sont incapables de développer des stratégies de face, *coping* en présence d'un environnement familial pesant. Deux chrétiennes (15 et 17 ans) ressentent un profond sentiment de désespoir et s'automutilent. Un jeune de 17 ans souffre de douleurs physiques. Quant aux troubles psychiatriques, une chrétienne et un hindou de 13 ans ont des hallucinations et entendent des voix. Plus de 50% des jeunes n'ont aucun suivi psychologique après une première tentative de suicide à cause de la crainte de la stigmatisation (MRC, 2015 :142).

5.5. Suicide complet, groupe ethnique, genre et âge

Sur 10 cas de suicide complet, il y a un musulman, trois chrétiens (un adolescent et deux adolescentes) et six hindous (trois adolescents et trois adolescentes). Ils sont âgés de 14 à 19 ans. Divers facteurs motivent le passage à l'acte des victimes. Deux chrétiens ont des problèmes familiaux importants. Une adolescente de 17 ans est témoin de l'infidélité de son père et des disputes fréquentes de ses parents. Un adolescent de 19 ans n'arrive pas à surmonter le fait que sa mère ait abandonné le toit familial. La dépression concerne neuf victimes et l'idéation suicidaire affecte cinq adolescents de

14 à 17 ans. Un musulman de 17 ans et une hindoue de 18 ans souffrent de dépression et de changement d'humeur. Deux hindous sont affectés par leur situation familiale et scolaire (un hindou de 15 ans – père alcoolique et violent, amis le harcelant en milieu scolaire, résultats scolaires pauvres ; une hindoue de 14 ans – harcèlement des amis, mauvais résultats scolaires) et développent des troubles multiples : stress, dépression, changement d'humeur, comportement antisocial. Une chrétienne de 16 ans est orpheline de père tandis que sa mère est droguée. Elle souffre de maux physiques (troubles intestinaux et maux de tête), et psychologiques - elle est anorexique, insomniaque, et ressent un sentiment de solitude et d'enfermement. Elle souffre aussi de troubles psychiatriques car étant dépressive, elle s'automutile. De même, un hindou de 17 ans a des problèmes existentiels et souffre de dépression aigue.

En ce qui concerne les relations amoureuses, deux jeunes sont dépassés par les conflits relationnels avec leur partenaire. La petite-amie du musulman de 17 ans le harcelait et le menaçait tandis que le petit-ami de l'hindoue de 18 ans, extrêmement possessif, se disputait fréquemment avec elle. Dans deux autres cas, la famille suspecte que le suicide est associé à un problème d'amour (un hindou de 18 ans et un chrétien de 19 ans). Une hindoue de 15 ans a des conflits avec sa mère et la fratrie parce qu'elle entretient des relations intimes avec son petit-ami (MRC, 2015 : 145-146).

5.6. Etude des perceptions des adolescents en milieu scolaire

Une étude menée auprès de 131 jeunes démontre que 84.7% pensent que le suicide est un problème préoccupant. 66.4% estiment que les jeunes ayant des tendances suicidaires doivent suivre une thérapie. 59.5% associent les tentatives de suicide à la recherche d'attention, de sympathie et d'affection. 71.8% pensent que le fait de communiquer avec un jeune pourrait réduire ou éliminer les risques de se suicider, notamment en milieu scolaire. 60.6% déplorent le manque d'information sur le sujet. 73.4% estiment qu'ils peuvent aider un jeune en l'occupant sainement et en agissant sur son humeur pessimiste. 74% pensent qu'ils doivent informer les adultes si un ami leur fait des confidences à propos de son envie de se suicider (MRC, 2015 : 166-167).

Les facteurs poussant les victimes à faire une tentative de suicide[29] sont comme suit : problèmes existentiels et confusions associés à leur âge, conflits avec les parents (abus émotionnels, verbaux, physiques ou sexuels), harcèlement des amis, stress par rapport à la performance scolaire et problèmes amoureux. Les jeunes pensent qu'il s'ensuit des difficultés relationnelles avec l'entourage - vulnérabilité développementale ou inadéquation parentale (Beedassy, 2012 :55), un sentiment de rejet, la mise en cause de l'appartenance à un groupe et le sentiment d'être inutile, suivis de troubles psychologiques comme une dépression (MRC, 2015 : 162). Plusieurs filles se blessent intentionnellement pour attirer l'attention sur elles. Les facteurs motivant leur acte sont d'ordre émotionnel : être en colère contre quelqu'un, être humiliée par un/e ami/e, rupture amoureuse avec le petit-ami, autre problème d'amour, difficultés de faire face à la vie quotidienne et à l'école, sentiment d'être un enfant non-désiré (MRC, 2015 : 164). 15.3% des jeunes, ayant une orientation sexuelle normale, ont des tendances suicidaires. Mais un nombre élevé de jeunes qui ont des tendances bisexuelles et les adolescents homosexuels[30] souffrent de problèmes émotionnels et de l'idéation suicidaire.

Deuxième section : Signes avant-coureurs et facteurs de risque potentialisateurs

1. Causes multifactorielles

Les causes menant au suicide ou à une tentative de suicide sont multifactorielles. En m'appuyant sur les catégories de motifs de Durkheim (1897), les facteurs de vulnérabilité et les facteurs précipitants de Raymond (1993 : 16), les grandes catégories de facteurs de risque (Halfon, 2014 : 26), les trois catégories de facteurs de risque, individuelles, socio-culturelles et situationnelles, interagissant les

[29] 15% ont déjà pensé au suicide (55% d'adolescents et 45% d'adolescentes). 13% des jeunes, notamment les adolescentes, ont déjà pensé à faire une tentative de suicide, et deux adolescents et deux adolescentes ont déjà entrepris un tel acte. 5,3% sont pessimistes à propos de leur avenir et ils connaissent l'idéation suicidaire.

[30] Ces deux catégories représentent moins de 20% du nombre total de jeunes interrogés.

unes avec les autres (WHO, 2012), les facteurs de risque de Gvion et Apter (2012), et le guide d'évaluation du risque de suicide (Perlman et coll., 2011), j'ai fait une synthèse des facteurs entrainant les tentatives de suicide et les suicides complets à l'île Maurice pour deux catégories d'âge, les adolescents/post-adolescents (10-19 ans) et les post-adolescents/jeunes adultes (20-29 ans). J'ai aussi inclus les causes perçues par les membres de la famille et les proches des victimes des suicides complets suite aux entretiens.

2. Exposition au suicide

2.1. Suicide d'autrui

L'exposition au suicide affecte particulièrement les plus jeunes, notamment lorsqu'ils apprennent le décès d'un membre de la famille, d'un ami ou d'un pair (Ministry for Human Resource Development and Reform Institutions et coll., 1999 : 40-41). Pour la période 1992-1994, 20% des jeunes suicidés ont été exposés au suicide d'un membre de la famille proche. Les femmes sont plus influencées par l'exposition au suicide que les hommes (17% et 13% respectivement). Le taux de suicide par imitation pour ceux qui sont exposés au suicide est très élevé (71%), atteignant plus les femmes (81%) que les hommes (66%).

Pour la période 2001-2013, 14% des victimes (17% de femmes et 13% d'hommes) sont exposés au suicide d'un membre de leur famille ou d'un ami. 34 des 48 victimes, exposées à un cas de suicide au préalable, incluant une majorité de femmes, utilisent les mêmes moyens pour mettre fin à leurs jours – suicides en série (MRC, 2015 : 73). Les jeunes craignent le développement d'une culture du suicide des adolescents, moyen facile d'éliminer la douleur psychologique ou physique malgré la stigmatisation associée à cet acte (MRC, 2015 : 93).

2.2. Medias

2.2.1. Presse écrite

Il existe un lien entre l'information transmise par les medias et le suicide, notamment des plus jeunes (Ministry for Human Resource

Development and Reform Institutions et coll., 1999 : 41). Une analyse des perceptions des jeunes à propos des moyens utilisés pour mettre fin à sa vie (Jadhav, 2013) démontre une corrélation avec les informations de la presse écrite, notamment les faits divers qui donnent habituellement des détails sur l'âge et le sexe de la victime, les moyens employés et les raisons menant au suicide à l'île Maurice.

2.2.2. Bollywood, Hollywood et séries télévisées

Les séries télévisées indiennes les plus populaires des chaines satellitaires, reprises par la télévision publique mauricienne, projettent des scènes où la femme doit effectuer un choix entre ses désirs, et le renoncement et le sacrifice par respect pour les traditions ancestrales et le *dharma* (Barlet, 2010 : 127). La victime souffre d'une grande détresse émotionnelle, soit se coupe les poignets, ou se jette d'une falaise, ou se noie ou s'immole par le feu. Il y a une concordance avec les perceptions des jeunes de 18-29 ans (Jadhav, 2013). 55% des jeunes subissent une certaine influence des films à la télévision ou en vidéo (MIH et coll., 2005 : 24).

Tableau 16 : Moyens employés selon les perceptions des jeunes de 18-29 ans

Moyen	M	F	Total (%)
Pendaison	75	84	75.0
Empoisonnement	51	47	75.0
Se couper les poignets	20	19	55.4
Se jeter d'une hauteur	1	22	41.1
Inhaler un produit toxique	2	8	21.4
Noyade	12	3	14.3
Auto-immolation	32	14	5.4
Arme à feu	12	2	0.0

3. Milieu de vie urbain/rural

De 1992 à 1994, le taux de suicidés est de 14 en milieu rural et 6 en milieu urbain pour 100,000, le taux étant plus élevé pour le sexe masculin dans les deux cas (Ministry for Human Resource Development and Reform Institutions et al, 1999: 14). La même tendance est relevée de 1994 à 2002 à partir des enregistrements de la police (Bellerose, 2004, p. 29) : le taux de suicide est plus élevé pour les deux sexes en été pendant les mois de novembre et janvier (Bellerose, 2004, p. 25).

De 2001 à 2003, il y a plus de tentatives de suicide en milieu urbain (67.8%) et chez les hommes - 62.8% - (MIH et coll., 2005 : 13). Pour le période 2005-2010, 57% de suicides complets ont lieu en milieu rural (Chakouree, 2011 : 25). Le taux de suicide complet est en réduction entre 2005 et 2008, suivi ensuite d'une augmentation et d'un léger déclin en 2010 - 7 pour 100,000. Le taux de réduction est supérieur en milieu urbain de 2005 à 2009, avec une légère hausse en 2010 - 5 pour 100,000 (Chakouree, 2011 : 32).

Tableau 17 : Tentatives de suicide par milieu de vie (1994-2002)

Année	1994	1995	1996	1997	1998	1999	2000	2001	2002
Rural	227	262	234	253	290	169	230	235	226
Urbain	99	74	74	70	85	78	85	94	80
Total	326	336	308	323	375	247	315	329	306

Une étude affinée d'Auckel (2013) pour la période 2008-2012, à partir des données du Crime Records Office de la force policière, indique que les tentatives de suicide sont élevées en milieu rural et urbain mais le taux de tentatives de suicide est plus élevé en milieu rural. Le taux pour les deux catégories est plus élevé pour le sexe féminin. Le nombre de tentatives de suicide réussies est identique pour les deux sexes avec 28 cas de suicidés parmi les 11-20 ans.

Tableau 18 : Cas de suicides et de tentatives de suicide (2008-2012)

	Année	2008	2009	2010	2011	2012	Total
Rural	**Suicide (S)**	0	6	2	3	6	17
	Tentative de suicide (TS)	88	84	73	109	92	446
	Sous-total	*88*	*90*	*75*	*112*	*98*	*463*

Urbain	Suicide	1		0		3		4		3		11
	Tentative de suicide	15		16		22		40		21		114
	Sous-total	*16*		*16*		*25*		*44*		*24*		*125*
	Total	104		106		100		156		122		588
	Type	**S**	**TS**	**S**	**TS**	**S**	**TS**	**S**	**TS**	**S**	**TS**	Total
Sexe	Masculin	0	19	3	30	4	26	2	44	5	40	173
	Féminin	1	83	3	70	1	68	5	107	4	71	413
	Total	1	102	6	100	5	94	7	151	9	111	586

Les données disponibles pour la période 2001-2013 démontrent que 57% des victimes sont issus du milieu rural et 43% de milieu urbain pour 117 suicides complets. Pour 109 cas, le lieu d'habitation est comme suit : Port-Louis - 12%, Curepipe - 9%, Vacoas - 6% et Beau-Bassin - 5% (MRC, 2015 : 67).

4. Moyens employés

4.1 1992-1994

Plusieurs moyens sont utilisés pour commettre une tentative de suicide. Ceux-ci varient en fonction de la disponibilité des produits sur le marché et des règlementations en vigueur, de l'âge et du sexe des victimes. De 1992 à 1994, 61% des victimes utilisent des pesticides et herbicides (Ministry for Human Resource Development and Reform Institutions et al, 1999 : 22). Subséquemment, l'avènement de réglementations strictes en limite l'achat et, de 1994 à 1996, le moyen le plus répandu est non-violent, notamment l'ingestion de drogues et de médicaments (Ministry for Human Resource Development and Reform Institutions et coll, 1999 : 23 ; Seerungen, 1998 : 59).

4.2. 1994-1996

Pour la période 1994-1996, les données des travailleurs sociaux de l'hôpital Jeetoo démontrent que les pré-adolescents et les adolescents sont moins nombreux que les jeunes adultes (19-30 ans) à mettre fin à leur vie mais tous utilisent les drogues et les médicaments (Seerungen, 1998 : 59).

Tableau 19 : Moyens utilisés pour le suicide
et les tentatives de suicide (1994-1996)

Méthode	**10-18 ans**			**19-30 ans**			**31-50 ans**		
Année	**1994**	**1995**	**1996**	**1994**	**1995**	**1996**	**1994**	**1995**	**1996**
Drogues	17	10	9	22	37	22	7	15	9
Médicaments	11	5	8	7	10	12	10	5	7
Pommade	2	1	2	2	1	-	1	1	-
Herbicide	2	3	-	1	-	5	1	4	2
Pesticide	2	1	2	2	1	1	-	2	-
Insecticide	3	1	1	-	-	-	-	1	-
Fertilisants	1	1	-	-	-	-	-	-	-
Substances chimiques	4	4	1	8	2	2	1	2	1
Substances liquides	4	5	4	5	7	7	1	6	5
Alcool	1	1	1	-	3	1	1	-	-
Kérosène	6	5	3	3	5	3	2	1	1
Diluant	1	2	4	3	2	1	-	1	-
Détergents/ Eau de Javel	6	9	4	4	9	7	3	6	-
Total	**60**	**48**	**39**	**58**	**77**	**61**	**27**	**45**	**28**

4.3. 1987-2002

La même tendance est notée en l'an 2000, suivie de l'ingestion de produits nocifs par voie orale, moyen le plus employé par les victimes de moins de 20 ans et entre 20-29 ans comme indiqué dans le tableau ci-dessous, complété à partir des données du Ministère de la Santé. Les hommes préfèrent les moyens plus violents que les femmes (Bellerose, 2004).

Tableau 20 : Suicide et blessures auto-infligées dans les hôpitaux publics en 2000

Age / Moyens	Moins de 20 ans	20-29 ans	30-39 ans	40-49 ans	Plus de 50 ans	Total
Empoisonnement par des drogues et médicaments	192	216	116	54	26	604
Empoisonnement par des préparations agricoles, horticoles, chimiques et pharmaceutiques autres que les aliments végétaux et fertilisants	27	82	51	29	14	203
Empoisonnement par des substances autres et non-spécifiées solides et liquides	109	148	66	30	16	369
Pendaison, strangulation et suffocation	1	-	2	1	-	4
Submersion (noyade)	-	-	-	-	-	-
Armes à feu & explosifs	-	-	-	-	-	-
Brûlures, Immolation	4	4	1	6	4	19
Autres & moyens non-spécifiés	-	3	3	-	1	7
Total	**333**	**453**	**239**	**120**	**61**	**1206**

4.4. 2001-2003

Pour la période 2001-2002, les moyens employés pour commettre une tentative de suicide par les patients interrogés sont : avaler des pilules reçues lors d'un traitement antérieur ou appartenant à un membre de la famille, ou achat direct dans une pharmacie (42.7%,

81% des femmes y ont recours) ; utiliser des substances toxiques - pesticides/herbicides (26.9% avec 65% des hommes y recourant), du détergent (13.8%) ou de l'alcool (9.8%) utilisés par 80% des femmes à cause de sa disponibilité immédiate; et dans une moindre mesure, les victimes tentent la noyade, l'immolation, la pendaison, l'automutilation, le fait de se jeter du toit d'un immeuble ou devant un véhicule en mouvement (Dewkurun, 2002 : 49). Les données recueillies de 2001 à 2003 sur les tentatives de suicide indiquent des similitudes dans l'usage des méthodes[31]. Les jeunes femmes (66.8%) ont tendance à avaler des pilules par poignées (MIH et coll., 2005 : 13).

4.5. 2002-2004

Pour la période 2000-2004, 45% des victimes utilisent du poison, 42% la pendaison, 10% l'immolation et 3% d'autres moyens tels que sauter dans le vide (2%), se servir d'une arme à feu (1%), se trancher la gorge et les poignets, suffoquer par le gaz, la noyade, l'électrocution, et aussi se laisser mourir de faim (Khadaroo, 2006 : 53). Les hommes ont plus recours à la pendaison (47%), à la prise de drogue ou au poison (44%) tandis que c'est l'inverse pour les femmes : poison/drogues (48%) et pendaison (30%). L'usage des poisons chute de 50% entre 2000 et 2004 grâce à l'entrée en vigueur des lois. Le taux le plus élevé pour l'empoisonnement se situe en milieu rural. Les femmes font souvent des tentatives de suicide en ingérant du poison mais plus d'hommes meurent par ce moyen. Le taux de tentatives de suicide par pendaison pour les femmes est en augmentation. Toutefois, elles ont recours à ce moyen violent après quelques tentatives par d'autres moyens (plus par impulsivité), n'ayant pu attirer l'attention et l'affection comme elles l'auraient souhaité à travers cet acte.

9% des suicidés sont des jeunes de 10 à 19 ans. Ils choisissent majoritairement la pendaison suivie de l'empoisonnement. Le suicide est plus élevé chez les adolescentes (59.5%). 45.2% des adolescents, faisant des tentatives de suicide, meurent par pendaison et 40.4% par empoisonnement. Plus d'adolescents ont recours à la pendaison (26.2%). Tous les cas de suicide par immolation concernent les

[31] Consommation de poison (54%), surconsommation de drogues (38%), pendaison (2%), se couper les veines (2%), sauter d'une hauteur (2%), s'immoler (1%) et noyade (1%).

adolescentes. Les adolescents n'utilisent pas les autres moyens de se suicider. Les adolescentes ont 1.5 fois plus de chance de commettre un suicide que les adolescents. Le taux de suicide par pendaison est alarmant. Les adolescentes commencent à utiliser plus de moyens radicaux pour entrainer la mort. Toutefois, Khadaroo (2006 : 76-77) formule l'hypothèse qu'elles utilisent une tentative de suicide pour lancer un appel de détresse mais le fait de se tromper sur le dosage des produits ingurgités entraine la mort. La pendaison, préconisée par les adolescents, est une méthode violente, et requiert de la planification et de la détermination. De même, l'immolation choisie par les femmes est violente.

Les jeunes de 20-29 ans choisissent souvent la mort par pendaison (42.3%), l'empoisonnement/la drogue (41%), l'immolation (13.2%), et dans une moindre mesure, ils ont recours aux chutes (2.2%) et aux armes à feu (1.4%). Les femmes ont plus recours à l'immolation (9%). Si les hommes sont majoritairement célibataires, il y a plus de femmes mariées dans ce groupe.

4.6. 2005-2010

Pour le période 2005-2010, (Chakouree, 2011 : 23-24) indique que les mêmes moyens sont préconisés par les deux catégories : pendaison (69% et 52% pour les hommes et les femmes respectivement) et empoisonnement (19% et 27% respectivement). 18% de femmes ont aussi recours à l'immolation. D'autres moyens sont rarement employés. Il y a une nette réduction dans l'utilisation des produits toxiques par les hommes et les femmes, et une stabilisation au taux de 2 pour 100,000 (Chakouree, 2011 : 29).

4.7. 2008-2012

Le nombre de tentatives de suicide et de suicides complets est supérieur en milieu rural. Les patients, âgés de 11-20 ans, interrogés en milieu hospitalier, utilisent cinq moyens en ordre décroissant (Auckel, 2013 : 20) : pendaison au moyen d'un rideau (21/28) ; ingestion de médicaments (2/28), de produits dangereux (2/28) et de poison (2/28) ; immolation (1/28).

Pour la période 2009-2012, Jadhav (2013) relève les moyens employés par les jeunes de la tranche d'âge de 18 à 29 ans. La pendaison est le moyen le plus utilisé pour le suicide complet par les deux sexes tandis que l'empoisonnement est plus fréquemment employé pour des tentatives de suicide par l'ensemble des victimes.

Tableau 21 : Moyens employés par les jeunes de 18-29 ans (2009-2012)

Moyen	Genre	Pendaison	Immolation	Empoisonnement	Couteau/ Poignard	Se jeter d'une hauteur	Autres
Suicide complété (%)	**Homme**	85	7	8	-		-
	Femme	57	10	30	-		3
Tentative de suicide (%)	**Homme**	5	-	93	1	1	1
	Femme	1	1	97	1	-	-

4.8. 2001-2013

Sur 117 cas de suicides complets des adolescents, à partir des données de la force policière, la pendaison est la plus employée (67%) suivi de l'empoisonnement par des produits chimiques nocifs (17%) ou drogues et médicaments (6%), l'immolation par le feu (7%), la noyade (2%) et la chute (1%). Il n'y a pas de différence de genre dans l'usage des moyens principaux. Toutefois plus d'adolescents (77%) que d'adolescentes (57%) optent pour la pendaison, et inversement, 13% d'adolescents et 21% d'adolescentes choisissent l'empoisonnement, corroborant les tendances générales pour adultes (MRC, 2015 : 67).

En ce qui concerne les moyens déployés pour se suicider, deux hindous, les plus jeunes (13 et 14 ans) emploient des moyens très violents (pendaison et se jeter d'un balcon). 21 victimes, incluant 19 hindous, optent pour l'ingestion d'un produit toxique ou de médicaments, d'une disponibilité immédiate dans leur environnement. Cinq chrétiens ont recours à l'automutilation, probablement pour attirer l'attention de leur entourage.

Tableau 22 : Moyen employé pour les tentatives de suicide par religion et âge

Type	Moyen	Religion		Age	Nombre	Sexe
		Hindoue	Chrétienne			
Environnement	Pendaison	✓		14	1	F
	Se jeter du balcon	✓		13	1	M
Produit domestique/ chimique	Détergent		✓	18	1	M
			✓	17	1	F
		✓		16	2	F
			✓	14	1	F
	Herbicide/ insecticide	✓		18	1	M
	Poison pour lézards		✓	16	1	F
Médicaments/ pilules	Pilules et boisson tonifiante	✓		15	1	F
	Pilules et alcool	✓		16, 18	2	M
	Pilules et boisson gazeuse	✓		16	1	M
	Ingestion de médicament	✓		14, 17	2	M
		✓		19	1	F
		✓		15	3	F
				14	1	F
		✓	✓	13	2	F
Produit inconnu		✓		17	1	M
Automutilation	Poignets lacérés	✓		15,17	2	F
			✓	15	2	F
			✓	13	1	F
			✓	12	1	F
	Se blesser avec une vitre		✓	17	1	M

Les adolescents utilisent des moyens plus violents que les adolescentes (cinq cas de pendaison). Toutefois, deux d'entre elles, âgées de 14 et 15 ans, ont recours à la pendaison et à la chute d'une toiture. Deux adolescentes se suicident par ingestion de médicaments, disponibles dans leur environnement immédiat.

Tableau 20 : Moyen employé par groupe ethnique, genre et âge pour un suicide complété

Type	Moyen	Religion			Age	Nombre	Sexe
		Hindoue	Islamique	Chrétienne			
Pendaison	Devant la maison		✓		17	1	M
	Dans la chambre	✓			15	1	M
	Des escaliers	✓			15	1	F
	Se jeter du toit de l'appartement	✓			14	1	F
	Rideau du restaurant familial	✓			17	1	M
	Ceinture attachée à la fenêtre			✓	19	1	M
	Inconnu	✓			17	1	M
Produit chimique	Herbicide	✓			18	1	F
Médicaments/pilules	Ingestion de médicament			✓	16, 17	2	F

Troisième section : Discussion

J'ai consulté plusieurs documents pour la période 1992-2015 et en m'appuyant sur les statistiques sur le suicide à l'île Maurice, j'ai circonscrit ce phénomène complexe en considérant des variables régionales et socio-économiques, et en m'attardant sur les variations les plus importantes lors de l'analyse des indicateurs : l'âge et le genre. Plusieurs similitudes apparaissent lors de l'analyse des données avec les résultats sur le plan mondial, notamment les pays asiatiques. J'ai enrichi les études qualitatives antérieures en incluant l'ethnicité dans mon champ exploratoire, et en me concentrant sur le cas spécifique des Indo-Mauriciennes. Par ailleurs, il existe aussi un certain nombre de facteurs spécifiques au suicide en contexte mauricien.

3.1. Tendances générales

A l'île Maurice, le taux de suicide a diminué considérablement au niveau national au cours de la dernière décennie. Ceci correspond à une amélioration générale du niveau de vie et du produit national brut par tête d'habitant, au maintien du *welfare state*, spécifiquement l'accès gratuit aux soins médicaux et l'éducation gratuite, et à la mise en place de systèmes pour encourager l'égalité des genres et l'équité sociale (Ballgobin, 2013). En ce qui concerne les soins pour les troubles psychologiques et psychiatriques, la majorité des patients fréquentant les établissements spécialisés publics appartiennent aux niveaux les plus bas de l'échelon social. Cette tendance correspond à celle des pays développés tels que le Canada et la Nouvelle Zélande (Blasco-Fontecilla et coll., 2012) mais aussi les pays asiatiques, expérimentant des transformations sur le plan économique, où le suicide affecte particulièrement ceux qui sont pauvres, au chômage ou endettés (Gururaj et coll., 2004; Zhang et coll., 2004).

Il y a plus de suicide en milieu rural (57%) qu'en milieu urbain comme dans certains pays du monde (WHO, 2000), notamment en Chine et en Inde (Hendin et coll., 2008 : 12). 60% de la population mauricienne vit en milieu rural, et il n'y a pas de corrélation avec le genre ou l'âge. En milieu urbain, les perspectives d'emploi sont plus nombreuses, la mobilité est meilleure et le contrôle social est moindre. Toutefois, étant donné la superficie de l'île et les plans successifs de modernisation, les différences entre milieux rural et urbain tendent à s'estomper, et il est difficile de comparer la situation géographique avec celle d'autres pays.

Certains facteurs psychologiques affectent les victimes des deux sexes à tous les âges. Les facteurs individuels sont similaires aux tendances internationales relevées par la WHO (2012 : 14) et dépendent de l'état physique (maladie chronique ou infirmité) ou psychologique des victimes (maladie grave ou au stade terminal, deuil, crainte d'être un poids pour la famille, histoire familiale et traumatisme) et le degré de leur détresse émotionnelle. Par ailleurs, les risques de suicide sont plus élevés pour les victimes souffrant de troubles psychiatriques - troubles mentaux, abus d'alcool ou de drogues, tendances à être agressif et impulsif, idéation suicidaire, tentative de suicide antérieure comme en Australie (Handley et coll., 2012 : 26). Le développement d'un comportement déviant (consommation de drogues et d'alcool, changement d'humeur, isolement et marginalisation, violence physique, impulsivité) augmente considérablement les risques de tentatives de suicide. Sur le plan mondial, plus de 90% des victimes souffrent d'un trouble mental (Weir, 2001).

Une proportion importante de troubles mentaux survient suite à une suicidalité aiguë, affectant plus les individus entre 15 et 59 ans. Mais la prévalence de la dépression est supérieure chez les femme[32]. En outre, l'abus d'alcool ou d'autres substances réduit l'inhibition, augmente l'impulsivité et le risque de suicide (Wilcox, Conner et Caine, 2004). L'utilisation de la drogue est à son apogée entre 15 et 29 ans tandis que l'abus d'alcool perdure jusqu'à 70 ans[33]. L'automutilation est un facteur de risque de suicide pour certains jeunes (Hawton et coll., 2012 : 28 ; Pillay, Bundhoo et Bhowon ; 2010). Les motivations circonscrites pour les tentatives de suicide et les suicides complets sont grandement similaires avec celles d'autres pays mais plus de recherches seraient nécessaires pour affiner les motifs familiaux, sentimentaux, sociaux, physiques, psychologiques et psychiatriques. Les conflits sentimentaux et parentaux mériteraient d'être mieux étudiés.

A l'île Maurice, les victimes ont tendance à recourir à des moyens disponibles, efficaces et faciles à employer dans leur environnement immédiat tels que la pendaison et l'usage abusif de médicaments, auquel cas il est plus difficile d'y exercer un contrôle (MIH et coll., 2005 : 14). Etant donné l'existence des règlements, le suicide par arme à feu se limite actuellement aux victimes de la force policière[34]. Grâce aux initiatives prises par les autorités pour règlemen-

[32] http://www.thelancet.com/journals/lancet/article/PIIS0140-6736%2812%2961729-2/ (Consulté le 18 septembre 2015).

[33] http://www.who.int/gho/publications/mdgs-sdgs/MDGs-SDGs2015_chapter7.pdf (Consulté le 03 janvier 2016).

[34] Attorney General's Office, Firearms Act 2006, 2013. [En ligne]. http://www.google.mu/url?sa=t&rct=j&q=&esrc=s&source=web&cd=2&cad=rja&ved=0CC8QFjAB&url=http%3A%2F%2Fattorneygeneral.gov.mu%2FEnglish%2FDocuments%2FA- [Consulté le 13 août 2013].

ter l'accessibilité de certains produits chimiques[35], le suicide par empoisonnement a régressé. Plus rarement, les hommes utilisent d'autres moyens pour se suicider. Ces moyens se rapprochent de ceux employés en Asie sauf pour la pendaison, moyen aussi commun en Occident (Wu, Chen et Yip, 2012 : 1136). La pendaison est en hausse sur le plan mondial, notamment pour les hommes.

L'immolation est une méthode employée par les jeunes femmes mauriciennes. Comme les femmes en Inde, elles ont tendance à utiliser plus de moyens violents que celles de l'Occident. Pour les hindous, le feu est considéré comme un élément purificateur et protège des injustices (Wu, Chen et Yip, 2012 : 1147-1149). Comme dans d'autres pays, le taux de suicide par immolation est plus élevé pour les femmes que pour les hommes et relèverait plus de l'impulsivité et d'un appel à l'aide (Hawton, 2000). L'utilisation de la pendaison au lieu de l'empoisonnement chez les femmes est similaire à la Thaïlande et au Singapour (Wu, Chen et Yip, 2012 : 1146).

Les résultats démontrent un lien entre les moyens utilisés par les jeunes et l'exposition à certaines séries télévisées ou films indiens, ou aux nouvelles sensationnelles diffusées par certains pans de la presse écrite qui ne respectent pas les recommandations internationales ou en sont ignorants (MRC, 2015: 92), données similaires à celles d'autres pays du monde pour ce qui concerne l'exposition au suicide (Phillips, 1974). De plus, l'internet est un nouveau moyen pour accéder à l'information et passer du stade de l'idéation suicidaire à une tentative de suicide et au suicide complet (Wu, Chen et Yip, 2012 : 1150). Les informations sur les moyens d'effectuer une tentative de suicide sur internet ont un effet important sur certains lecteurs (Gunnell et coll., 2012: 22). Les nouvelles technologies popularisent de nouvelles méthodes de se suicider ou tendent à banaliser la portée de l'acte.

3.2. Tendances par âge et genre

3.2.1. Tendances générales

Dans l'état actuel de la recherche au niveau national, et compte tenu du fait que les recherches qualitatives consultées s'adressent à un

[35] Le Dangerous Chemicals Control Act 2004. Muelex Environmental Law, Dangerous Chemicals Control Act 2004, 2007. [En ligne]. . [Consulté le 13 août 2013]. http://www.gov.mu/portal/sites/legaldb/legislation/dang_chem_act.htm

public restreint et spécifique, et brossent uniquement un portrait synchronique sur le suicide, les résultats seront considérés avec prudence. En utilisant une large fourchette, la tranche d'âge la plus vulnérable se situe entre 15 et 49 ans. Par rapport au genre, le taux de suicide complet des hommes est supérieur à celui des femmes tandis que le taux de tentatives de suicide est plus élevé chez les femmes. Cette tendance correspond aux tendances mondiales décrites par la WHO (2013). Les hommes sont moins enclins à extérioriser ou à verbaliser leur détresse ou leur vulnérabilité que les femmes et ils utilisent plus de moyens violents pour mettre fin à leur vie (Hawton, 2000).

Comme dans les tendances mondiales, il y a peu d'idéation suicidaire et de tentatives de suicide avant l'âge de 14 ans en l'absence de maturité cognitive nécessaire des plus jeunes. En revanche, il y a une différence importante sur le suicide des personnes âgées. Plus les Mauriciens avancent en âge (plus de 45 ans), moins ils ont recours au suicide (Fleischmann et Bertolote, 2003 : 69). Le taux de suicide pour les Citoyens Agés, *Senior Citizens*, est négligeable. Leur résilience au suicide est probablement dû au fait qu'il existe un encadrement familial traditionnel. De plus, les institutions publiques encouragent une politique de loisirs pour eux et fournissent certaines aides aux Organisations non Gouvernementales, ONG, pour mieux les encadrer (causeries par la force policière et des nutritionnistes, construction de lieux de loisirs au bord de la mer).

3.2.2. Tendances par tranche d'âge

A l'île Maurice, les résultats affinés par tranches d'âge révèlent certaines correspondances avec les pays asiatiques et font aussi ressortir quelques spécificités mauriciennes. Le taux de suicide est nettement supérieur pour les 15-29 ans des deux sexes. Ces résultats correspondent à ceux de Varnik (2012) sur le taux de suicide des jeunes dans le sud-est de l'Asie. Il ressort aussi que la majorité des jeunes vivent sous le même toit que leurs parents biologiques.

3.2.2.1. Jeunes de 10 à 19 ans

Pour toutes les tranches d'âge, le taux de suicide complet est supérieur pour les hommes, sauf pour les plus jeunes de 10-19 ans où le taux est identique pour les deux sexes. Ces données correspondent à celles d'une minorité de pays dans le monde[36]. Les jeunes gens sont plutôt impulsifs et utilisent des moyens violents pour se suicider. Le taux de suicide complet par pendaison est plus élevé. De plus en plus d'adolescents y ont recours que ce soit au moyen de rideaux, d'un drap, d'une corde, d'un *« horni »* - écharpe indienne (Jadhav, 2013 : 48) ou d'une ceinture (MRC, 2015). Comme certains medias utilisent le suicide pour créer la sensation, cela provoquerait parfois l'effet Werther (WHO, 2000 : 5). Le deuxième moyen est l'empoisonnement avec des produits chimiques ou médicamenteux facilement accessibles sur le marché ou à son domicile. Ceci correspond aussi aux résultats pour les adultes car l'avènement des règlementations sévères a réduit considérablement l'accès à l'empoisonnement par des produits chimiques ou fertilisants. Néanmoins, plus d'hommes que de femmes, incluant quelques jeunes, emploient d'autres moyens violents pour mettre un terme à leur vie (sauter dans le vide, se noyer, se pendre), sachant que ceux-ci n'impliquent aucun coût ou investissement financier.

A l'ile Maurice, environ 50% des jeunes des deux sexes, vivant avec des problèmes répétitifs dans leur environnement immédiat, considèrent le suicide comme une solution à leurs problèmes de manière délibérée. Les plus jeunes (<19 ans) des deux sexes sont découragés par des problèmes multiples et lourds sur le plan psychologique, engendrés à cause des tensions au niveau parental et familial - querelles avec les parents, absence de liberté et privations des droits et aussi scolaire – harcèlement des pairs (Fisher et coll., 2012 : 17). Les adolescents sont plus souvent en conflit avec leur père à cause de leur piètre performance scolaire. Si la plupart des parents n'acceptent pas les faiblesses académiques de leurs enfants, très peu en sont très affectés – 6.8% (MIH et coll., 2005 : 23). Il existe un paradoxe entre la liberté que les parents accordent aux enfants dans une société plutôt permissive et leurs propres tendances à demeurer élitistes pour la performance scolaire (Bhowan et Bhowon-Ramsarah, 2013). Les jeunes ont plus d'argent de poche pour s'adonner aux loisirs et les tentations sont multiples : alcoolisme, drogues, par exemple. Contrairement à certains pays asiatiques (Inde et Chine, par exemple) où il existe l'hyper-compétition et une pression parentale pour faire partie des meilleurs apprenants

[36] http://www.who.int/gho/countries/en/

en milieu scolaire (Vijayakumar, Pirkis et Whiteford, 2005), ce serait plutôt la manière dont les medias diffusent les résultats des examens sommatifs qui affecterait les jeunes sur le plan émotionnel et psychologique en les marginalisant, les fragilisant et les poussant au suicide.

En l'absence d'alternatives pour donner du sens à leur existence et aux relations avec autrui, une tentative de suicide non-préméditée apparait comme la solution la plus évidente (Perlman et coll., 2011 : 4). Les tentatives de suicide sont plus élevées chez les adolescentes, les plaçant dans une catégorie à risque supérieure à la moyenne. Dans la société contemporaine, la personnalité individuelle est de plus en plus affranchie de la personnalité collective par la nature même des structures familiales et environnementales modernes. La majorité d'entre elles vivent dans un environnement familial pesant et sont stressées par l'attitude de leur mère qui désapprouvent avec force leur manière de penser les relations avec le sexe opposé. Selon Pillay et coll. (2010), 44% des adolescents souffrent de l'absence de structures d'aide et d'écoute appropriées sur le plan familial, scolaire, social et amical, menant au repli sur soi et à l'apparition d'autres troubles psychologiques comme la dépression.

Pourtant, à l'île Maurice, les structures de soins sont bien établies pour la femme enceinte, facilitant la venue au monde du bébé en bonne santé. Ensuite, le suivi médical est assuré pendant l'enfance par le ministère de la Santé en lien avec le ministère de l'Education. La scolarisation est obligatoire jusqu'à l'âge de 16 ans, sans distinction de genre et les jeunes ont les mêmes facilités en termes d'infrastructures scolaires et d'outils pédagogiques. Certaines institutions publiques offrent des soins gratuits pour les troubles physiques et mentaux. Certaines institutions publiques et laïques ou d'autres, privées et religieuses, s'occupent spécifiquement du contrôle des naissances et de l'accès aux contraceptifs, offrant aussi des conseils aux jeunes en milieu scolaire. Etant donné que les adolescentes ont des relations amoureuses à un plus jeune âge que les adolescents, il semblerait que les tabous familiaux et culturels les empêchent d'accéder librement à ces facilités. Par ailleurs, les formes de communication employées par les professionnels ne correspondent peut-être plus aux attentes des jeunes, augmentant ainsi les risques de dépression et de comportement suicidaire.

Les résultats démontrent un taux de 10 suicides pour 100,000 par les plus jeunes souffrant de dépression (Ministry for Human

Resource Development and Reform Institutions et coll., 1999 : 33). En milieu scolaire, un taux élevé de jeunes est exposé à l'alcool, la cigarette et la drogue et ils contemplent le suicide pour solutionner leurs problèmes (MRC, 2015 : 133). Il existe un lien entre le suicide et l'état de santé physique pauvre des adolescents dépressifs (Afifi et coll., 2005 : 430). Les interactions de plusieurs facteurs de risque engendrent un trouble émotionnel, affectif ou relationnel. Le sentiment d'impuissance est associé à la culpabilité, la honte et l'auto-blâme. L'idéation suicidaire des jeunes Mauriciens découle d'un chagrin intense, d'un pessimisme et d'un sentiment de vide se transformant en détresse et en perte d'estime de soi (Heisel et coll., 2005). Les victimes potentielles ont souvent une personnalité fragilisée et sont incapables de mettre en place des stratégies de *coping* et de *problem-solving*. Les jeunes ont souvent honte de se tourner vers des réseaux d'aide psychologique à cause des connotations négatives qui y sont associées par la famille et la communauté. Etant donné l'accessibilité aux informations à travers les medias ou internet, parfois, les jeunes sont influencés et optent pour le suicide par imitation (Dewkurun, 2003 : 53 ; Julien et Laverdure, 2004 : 7).

3.2.2. Jeunes de 20 à 29 ans & de 30 à 39 ans

Pour les tranches d'âge des 20-29 ans et 30-39 ans, le taux de suicide complet est le plus élevé pour les hommes et les femmes dépressifs (Ministry for Human Resource Development and Reform Institutions, 1999 : 26). L'on relève plusieurs facteurs situationnels correspondant à ceux énumérés par la WHO (2012 : 14) par rapport à leur employabilité pour les hommes (chômage, emploi précaire, perte d'emploi, dettes, spirale de pauvreté), menant éventuellement à des problèmes légaux dans la vie conjugale (violence conjugale, séparation, divorce, éloignement des enfants). A cet âge, un jeune adulte doit faire ses preuves face à la société malgré sa vulnérabilité. Les conditions suicidogéniques sont multiples. Les résultats en termes de genre, milieu de vie (urbain/rural), tranche d'âge et statut matrimonial sont similaires à ceux de Graham et Chattopadhyay (2012).

Etant donné le rôle traditionnel attribué à l'homme au sein de la famille, il est plus stressé par la nécessité de gagner de l'argent et de satisfaire les besoins des membres de la famille dans la société de consommation. En général, une femme s'identifie à ses fonctions ou obligations familiales tandis qu'un homme souffre plus de problèmes identitaires, et sent parfois qu'une menace pèse sur lui (Girard, 1993). De plus, il existe une corrélation entre le niveau d'éducation (lorsque l'instruction scolaire est limitée à l'école primaire ou **à** quelques années au niveau secondaire), l'employabilité et le taux de suicide. Le taux le plus élevé de suicides complets concerne ceux qui ont une instruction scolaire limitée, une accessibilité moindre au marché du travail et une rémunération faible (Chakouree, 2011 : 34).

Quant aux femmes, ce sont les problèmes associés à leur statut matrimonial (mariage arrangé contre leur gré, conflits avec les parents) mais aussi des problèmes relationnels (discussions incessantes avec la famille par alliance ou avec son époux) sur la manière de vivre et de gérer les affaires domestiques et les problèmes conjugaux, le jeune couple manquant de maturité ou de distance suffisante pour régler leurs différends. Néanmoins, le statut marital et professionnel ne reflète pas forcément le choix personnel d'une femme (World Bank, 1995). Le statut marital agirait comme un frein à l'accomplissement de toutes leurs attentes. Les femmes ne cherchent pas de travail ou elles s'éloignent du marché du travail. La décision de rechercher un emploi dépend de plusieurs facteurs tels que le salaire, les expériences professionnelles antérieures, la nature des responsabilités familiales (travaux domestiques, nombre d'enfants à charge), le type d'emploi - nombre d'heures et distance du domicile (Iacovou, 2001).

En 2010, le taux d'emploi est de 73% pour les hommes et 38% pour les femmes (536,000 hommes et 190,400 femmes). En moyenne, deux fois plus d'hommes que de femmes de 30-50 ans sont dans le milieu professionnel : 68.1% sont mariés, 24.5% célibataires, et 7.4% veufs, divorcés ou séparés, avec dans cette catégorie, un taux plus élevé de 14.8% pour les femmes et 3.4% pour les hommes (Tandrayen-Ragoobur, Ummersingh et Bundhoo, 2011 : **197-198**). Le statut marital influence beaucoup la décision d'une femme lorsqu'elle doit effectuer le choix de rentrer ou non sur le marché du travail. Soit elle accorde plus de valeur à la qualité de sa vie maritale, ou l'absence d'infrastructures pour la petite enfance, le manque de confiance dans la qualité des services dispensés par les crèches existantes, et l'absence d'horaires flexibles jouent en sa défaveur (Tandrayen-Ragoobur, Ummersingh et Bundhoo, 2011 : **201-202**). Quant aux jeunes femmes du milieu ouvrier, elles oscillent entre les valeurs traditionnelles, la honte de s'engager dans une vie sexuelle active hors du mariage et le désir de donner libre cours à leurs envies (Schensul et coll., 1994).

A l'île Maurice, les causes entrainant les conflits en couple sont communes à tous les groupes ethniques : affaire extra-conjugale ou suspicion de l'existence d'une telle relation - une jeune femme de 25-29 ans consomme de l'herbicide pour se tuer suite à une discussion avec son époux au sujet d'une relation extra-conjugale (Dewkurun, 2003 : 53); comportement agressif ou colérique avec le partenaire et/ou les enfants ; alcoolisme ; et relations conflictuelles avec les beaux-parents qui influencent négativement les décisions de leur partenaire. Souvent, lorsqu'un couple rencontre des problèmes, l'enfant en est victime malgré lui. Plusieurs parents n'ont ni l'art ni la manière de gérer les relations avec leur enfant et ne savent pas comment s'y prendre pour communiquer avec eux (Jadhav, 2013: 43). L'échec relationnel entraine des problèmes cognitifs (incapacité de *coping* et de *problem-solving*) et psychologiques (enfermement sur soi, aliénation), voire psychiatriques (dépression aigue).

3.2.3. Adultes de 40 à 49 ans

Les résultats démontrent que le taux de suicide est le plus élevé pour les femmes célibataires que pour les femmes mariées. Alors que le taux est plus élevé pour les hommes de 40-49 ans, c'est le taux le plus bas pour les femmes du même âge. Les difficultés familiales et matrimoniales, et professionnelles et financières, notamment la dépendance sur les autres à cause de la pauvreté ou de la marginalisation (Ministry for Human Resource Development and Reform Institutions, 1999 : 28-29) sont similaires à celles décrites pour le Japon (Yamasaki, Sakai et Shirakawa, 2005) et aussi le veuvage (WHO, 2000). Le mariage procure un milieu de vie stable à l'homme à travers le soutien affectif de l'épouse (Coombs, 1991: 98). La différence entre sexes est aussi due au fait que le degré de bonheur et de joie varie en fonction du genre et des traits de personnalité (Graham et Chattopadhyay, 2012).

L'île Maurice est une société matriarcale et il incombe à la femme de s'occuper des responsabilités familiales et des enfants, ce qui la protègerait du suicide (Yang, 2010). La parité entre les genres est aussi un facteur réduisant le comportement suicidaire des femmes. En outre, pour certaines femmes, cette tranche d'âge correspond à une période de reconstruction de leur vie, soit à cause de problèmes matrimoniaux tels que le veuvage, la séparation ou le divorce, ou la redéfinition de leur rôle au sein de la famille, par exemple, démarrer une petite entreprise ; elles sont prêtes à relever les défis. Une autre hypothèse serait que les femmes sont aujourd'hui plus libres, plus instruites et il n'y aurait pas de mariage arrangé à cet âge comme c'est le cas dans les familles indo-Guyanaises (Nettles, 1995).

3.3. Tendances par rapport aux facteurs socio-culturels, à la religion et au groupe ethnique

Si une tentative de suicide ou un suicide complet reflète la vulnérabilité psychologique d'une victime, cela reste une action humaine extrêmement compliquée à cerner par rapport aux valeurs familiales et communautaires véhiculées au sein de la famille. Les hindous ont le taux le plus élevé de suicide par rapport aux musulmans et aux chrétiens. Comme dans d'autres pays asiatiques, le taux de suicide est moins élevé chez les musulmans que chez les hindous, et il y a plus de suicides complets pour les hommes (Wu, Chen et Yip, 2012 : 1137). Toutefois, plusieurs pays musulmans ne rapportent pas ou peu les cas de suicide pour des raisons socio-culturelles, religieuses ou légales (Hendin et coll., 2008 : 9). Plusieurs cas ne sont pas classés comme un suicide de manière délibérée ou non (Khan, 2005 ; Khan et Hyder, 2006). Il est fort probable que le tabou prévaut aussi à l'île Maurice au sein des familles.

Contrairement à d'autres pays émergents, il n'existe pas de barrière pour accéder aux soins médicaux et à la prévention de l'abus des drogues et de l'alcool, ces services étant offerts par les organismes publics sous tutelle du ministère de la Santé, avec l'aide des ONGs localement. Toutefois, lorsque le suicide est considéré comme un tabou, le sceau du secret prime sur l'accès aux soins, augmentant les risques de suicidalité d'un individu vulnérable. Celui ou celle qui a des pensées suicidaires hésite ou s'abstient de partager ses sentiments et de discuter de ses pensées suicidaires avec les membres de sa famille, son entourage proche et sa communauté ethnique. Il ne ferait pas non plus le déplacement vers un professionnel de santé[37]. De plus, la stigmatisation liée au suicide engendre des craintes pour trouver un partenaire éventuel pour la fille comme dans quelques pays asiatiques.

La continuité culturelle (Chandler et coll., 2010) est un facteur socioculturel de risque potentialisateur significatif dans les familles indo-mauriciennes. La communauté indo-mauricienne est fortement influencée par les chansons en langues indiennes diffusées sur les ondes radiophoniques, et aussi les films et les feuilletons des chaines télévisuelles privées et publiques en langues indiennes, et dans les salles de cinéma ou vidéo clubs. Quant aux chaines satellitaires, les spectateurs hindous et musulmans choisissent entre les émissions de l'Inde, du Pakistan et aussi des pays arabes, reflétant les valeurs culturelles et religieuses de ces pays. La pression parentale pour maintenir le statu quo est omniprésente et le jeune ressent un sentiment de manque de liberté, voire d'étouffement (Jadhav, 2013 : 54-55) malgré l'évolution indéniable de la société. Par exemple, les jeunes de 10 à 24 ans sont sexuellement actifs à un plus jeune âge qu'auparavant. La conception d'un enfant avant le mariage a augmenté de 8.9% en 1991 à 10.5% en 2002 pour les femmes âgées de 15 à 44 ans, mariées ou légalement séparées. En 2002, parmi des jeunes de 15 à 19 ans, 8.7% étaient déjà mère et 2.2% étaient enceintes de leur premier enfant. Par ailleurs, le taux d'avortement a augmenté de 9.3% en 1991 à 14.4% en 2002. Pour la tranche d'âge de 15-44 ans, 3.2% de femmes ont déjà eu recours à au moins un avortement (Ministry of Health and Quality of Life, 2007 : 13 ; 2008 : 15).

Chez les Indo-Mauriciens, l'éducation familiale est étroitement associée aux valeurs religieuses et morales. La femme est le pilier principal de transmission de la culture et des valeurs familiales d'une génération à l'autre (Ballgobin et Reddi, 2013 : 8) et les préoccupations familiales ont préséance sur les attentes et besoins individuels. Toutefois, contrairement aux pays asiatiques, à l'ile Maurice, peu de familles sont étendues et les jeunes ont moins de contrôle familial, ressemblant ainsi à certains autres pays de la diaspora indienne (Jayawardena, 1968 : 440). La communauté indo-mauricienne est composée de différents groupes ethnolinguistiques et les jeunes

[37] Utilisation d'un service hotline (le 188), d'un site web, de prestations des psychologues en milieu scolaire et d'autres professionnels de santé.

sont donc confrontés à des relations inter groupes, à la composition de couples de langues et/ou de cultures différentes en milieu scolaire, et pendant les leçons particulières.

L'ethnicité est un principe dominant pour effectuer la différentiation culturelle et affirmer certaines incompatibilités avec autrui (Eriksen, 1988 : 139 140). La dichotomisation cohabite avec la complémentarisation pour former la société mauricienne (Eriksen, 1995 : 434). Il existe une sourde animosité à trois niveaux entre différents groupes ethniques, s'appuyant sur l'opposition langues/cultures européennes et indiennes/asiatiques d'une part, et d'autre part, entre un mode de vie indien et les deux autres, l'un fortement influencé par l'Europe et l'autre ancré dans la réalité locale[38]. Dans ce contexte politico-social, la constitution de couples mixtes est freinée par la peur de l'indianisation de la population, réactivée lors des élections générales chaque cinq ans. L'Indo-Mauricien est un envahisseur qui a dépossédé les autres groupes de leurs pouvoirs, et ses pratiques religieuses sont dénigrées, confirmant la coexistence des identités sociales à des degrés divers d'abstraction et en cohabitation mutuelle (Cinnirella, 1997). Mais l'amour ou la liaison avec un partenaire d'un groupe différent est déconsidéré, voire condamné. De plus, quatre groupes ethniques existent officiellement mais quand il s'agit de mariage, l'on en dénombre au moins 20 (Eriksen, 1995 : 428).

Le mariage traditionnel hindou est considéré comme un symbole public important en contexte multiculturel (Jayawardena, 1968: 443). Les conflits familiaux, notamment avec la mère de famille, garante du maintien et de la préservation des traditions, croyances et cultures ancestrales sont nombreux quand une jeune indo-mauricienne refuse d'adhérer et de se connecter aux valeurs familiales. Son identité culturelle s'effrite et les liens de continuité entre le passé, le présent et l'avenir sont distendus (Perlman et coll., 2011 : 36). Lorsqu'une jeune se sent incapable de dépasser les conflits interpersonnels, de changer d'attitude face à une situation et de s'adapter à la vie (Dewkurun, 2003 : 42), elle n'agirait pas avec rationalité et lucidité (Cuin, 2001). En contexte mauricien, le recours au suicide pourrait représenter une forme de chantage émotionnel, un

[38] http://gerflint.fr/Base/Inde1/Ramharais.pdf

moyen d'attirer l'amour et l'attention sur soi de manière générale, et notamment chez les filles chrétiennes.

La situation familiale semblerait plus pesante pour les jeunes hindoues, notamment quand il s'agit de la manière de vivre leur jeunesse et leur sexualité. Les adolescentes indo-mauriciennes subissent une pression psychologique quand leurs parents rejettent leur partenaire notamment parce que ce dernier appartient à une ethnie ou une caste différente. Parfois, elles sont contraintes d'accepter un mariage arrangé alors qu'elles n'éprouvent aucun sentiment pour le futur époux ou qu'elles sont déjà amoureuses de quelqu'un d'autre (MRC, 2015). Il s'agirait, dans certains cas, de modifier le comportement parental à son égard, de demander pardon pour des erreurs du passé et réintégrer l'attachement filial traditionnel, d'oublier, voire d'effacer ou d'échapper à une souffrance intenable à cause du regard désapprobateur des parents, de la fratrie et de la communauté d'appartenance, les blâmant de renier les valeurs familiales traditionnelles.

Les rares études récentes sur le mariage mixte (Nave, 2000 ; Eriksen, 1998 ; Christopher, 1992) démontrent que les hypothèses de chercheurs sont divergentes. Toutefois, les résultats de cette recherche démontrent que plusieurs jeunes font majoritairement le choix de l'action traditionnelle, au nom d'une coutume, d'une tradition, d'une façon de faire habituelle – normative ou routinière – résistant à leur propre volonté. Le taux de suicide est élevé chez les femmes de 20 à 39 ans. Le mariage n'est pas un facteur de protection contre le suicide comme en Chine et en Inde (Hassan, 1980). L'importance accordée au mariage des femmes, les pressions sociales et familiales sur la femme pour rester en couple malgré les problèmes ou abus domestiques, augmentent les risques de suicide (Gururaj et coll., 2004). Les jeunes, ne pouvant résoudre un conflit avec les parents à cause du choix d'un partenaire, choisissent de se tuer seul ou en couple (Vijayakumar and Thilothammal, 1993).

Les contradictions sont nombreuses entre l'individualisme refoulé et le traditionalisme affiché. La femme très instruite n'a pas recours au suicide et elle progresse dans le milieu professionnel. D'autres coupent les liens avec la famille pour s'installer avec l'homme de leur choix. Les Indo-Mauriciennes de plus de 40 ans oscillent entre l'affirmation de leur différence par leur histoire, notamment la vie des travailleurs engagés déterritorialisés, exilés, font des efforts pour maintenir les liens avec leurs racines malgré les tentatives de dé-indianisation à travers la négation des héritages ancestrales, et la nécessité de s'ancrer dans le monde contemporain.

Il demeure chez un certain nombre d'entre elles, les plus vulnérables, qui éprouvent de la douleur, un sentiment de désespoir, de détresse, de frustration et de vide dû à la non-satisfaction de leurs besoins psychologiques. La dépression et le suicide sont étroitement liés, et l'absence de soutiens extérieurs (liens familiaux ou communautaires, réseaux culturels ou religieux) et/ou d'appuis intérieurs (compétences et mécanismes d'adaptation personnels) favorisent l'apparition de l'idéation suicidaire. Le suicide mélancolique semblerait plus fréquent que le suicide impulsif (Durkheim, 1897, Livre 1 : 28-29). La victime recherche un échappatoire au monde de la réalité à travers le suicide. Il n'y a pas de preuve de solidarité collective pour communiquer une intention comme devenir un modèle ou un martyr dans une société de répression ou un environnement trop traditionnaliste. Dans ce contexte, la jeune femme mauricienne exprime ses frustrations par rapport aux difficultés de l'existence, aux privations diverses, à l'absence de liberté et à l'incapacité de vivre dans l'abnégation avec violence en ayant recours au suicide.

Conclusion

A l'origine, le suicide est considéré à travers le prisme de la religion et de la moralité. Les données médicales en 1998 apportent un nouvel éclairage sur le phénomène. Toutefois, il demeure que les différents types de comportements suicidaires continuent d'appartenir à la sphère de la vie privée et l'idéation suicidaire, le parasuicide, le suicide indirect, la tentative de suicide, et le suicide complet restent encore tabous dans la société mauricienne contemporaine. Contrairement à plusieurs pays en voie de développement, des soins médicaux sont disponibles dans les secteurs publics et privés. Néanmoins, les représentations négatives entourant les institutions psychiatriques freinent l'accès aux soins à ceux qui souffrent de troubles mentaux.

Même si le taux de suicide est en régression à l'île Maurice, certains résultats sont préoccupants, notamment le taux élevé de suicide chez les hommes, le taux relativement élevé d'idéation suicidaire chez les collégiens, le taux de suicide complet chez les jeunes des deux sexes à cause des conflits relationnels, et le nombre considérable de tentatives de suicide dans la communauté indo-mauricienne. Il est nécessaire de procéder régulièrement à une évaluation des stratégies de prévention afin de parfaire le système et d'améliorer les balises de prévention du suicide. Il faudrait développer un processus thérapeutique holistique afin de distinguer les cas où le suicide serait inévitable des autres cas et proposer des soins adaptés. Une étude comparative des comportements sexuels spécifiques pour chaque groupe ethnique pourrait aider à mieux cerner les différences et évaluer les facteurs de risque. De même, il serait intéressant d'analyser les liens entre le taux de suicide et les groupes ethniques, d'une part, et le taux de suicide, les religions et le type d'encadrement socioreligieux fourni par les associations socio-culturelles, d'autre part.

Il faudrait tenir compte du fait que le changement apparait souvent dans les zones périphériques avant d'intégrer le groupe ethnique (Odak, 1995 : 235). Etant donné que les jeunes tombent amoureux et ont aussi des relations sexuelles précocement, ils doivent être préparés soit par les parents ou le milieu scolaire pour faire face à de nouveaux types de problèmes relationnels, et à dépasser le cadre restreint des attirances physiques. Les parents sont souvent dépassés par le comportement de leur enfant et il s'agit d'évaluer la qualité des conseils dispensés par les professionnels pour aider les parents à gérer leur stress relationnel et aussi à mieux communiquer avec leur enfant. Une évaluation des activités menées par les ONGs et les institutions religieuses pour trouver des solutions aux problèmes contemporains des jeunes vivant en milieu multiculturel, notamment dans le domaine affectif et amoureux, et l'identité sexuelle (Jadhav, 2013) est nécessaire.

Etant donné que la mauvaise communication avec les parents est un facteur de risque, il serait important de considérer les différences dans les relations familiales sur le plan ethnique. Dans quelle mesure les familles indo-mauriciennes sont-elles différentes des familles chrétiennes et musulmanes ? Quelles valeurs sont associées au mariage et aux valeurs familiales - conformité aux normes, acceptation de vivre sans amour en se tournant vers la religion ? En considérant les cas spécifiques de suicides par vengeance et de suicides expiatoires, et l'absence de suicides familiaux, que pourrait-on déduire sur le plan de l'organisation interne des familles indo-mauriciennes ? S'agirait-il de familles nucléaires ou de familles étendues modifiées avec une forte unité communautaire depuis plusieurs générations (Ally, 1990) ?

Malgré la réprobation du suicide par la société mauricienne, il est nécessaire de mener des recherches sur les croyances culturelles de chaque groupe ethnique et de vérifier l'évolution du suicide en fonction de divers indicateurs (âge, sexe, croyance religieuse ou philosophique) afin de mieux circonscrire les problèmes spécifiques à chaque groupe ethnique. Ceci permettrait de mieux formuler des mesures de prévention du suicide, de former les veilleurs, *gatekeepers* (WHO, 2012 : 16) du monde scolaire et de l'environnement socioculturel à la connaissance interculturelle mutuelle et ainsi, à une meilleure compréhension des problèmes émotionnels des jeunes et à l'importance des thérapies familiales.

A ce jour, plusieurs faiblesses existent au niveau de diverses institutions scolaires. Les suivis psychologiques demeurent à la discrétion des chefs d'établissement qui peuvent contacter une institution publique ou une ONG et orienter un jeune en cas de nécessité. Si certains établissements passent par des moments de crise, il est rare que la prévention du suicide, la thérapie comportementale et les campagnes de sensibilisation soient considérées comme un item important durant l'année scolaire. Il n'existe aucune action concertée des associations de Parents d'Elèves pour apprendre à communiquer avec les jeunes à propos de l'usage de l'alcool et des drogues, et du développement de soi et de la socialisation en contexte interculturel. L'élaboration d'un référentiel sur la prévention du suicide en milieu scolaire, l'adaptation du SUPRE - (WHO, 2012 : 16) ou l'utilisation d'autres documents du WHO (2000-2011)[39] pourraient faire partie des activités des autorités durant les grandes vacances scolaires de même qu'une meilleure préparation/formation des enseignants ou des animateurs. Enfin, la formation des journalistes au niveau supérieur pourrait statuer sur la responsabilité des medias quant aux effets négatifs concernant le suicide.

[39] World Health Organization (2000-2011) Preventing suicide : a ressource series. (http: // www.who.int/mental health/ressources/preventingsuicide) consulté le 5 03 2012.

La valeur accordée à la vie est menacée si rien n'est fait pour éduquer les jeunes et la société elle-même aux valeurs fondamentales immuables. En l'absence d'une volonté politique pour mettre en place une stratégie nationale de prévention du suicide, il sera difficile de circonscrire les comportements suicidaires, et de combattre les perceptions à propos de l'euthanasie, la valeur accordée à la vieillesse, ou le droit à la mort. L'évolution des perceptions sur l'esclavage - l'accession du Morne Brabant au statut de site patrimoine mondial glorifie ceux qui commettent le suicide pour accéder à la liberté – c'est un geste altruiste glorieux. S'agit-il en milieu scolaire d'une valorisation qui pousse les jeunes au suicide sachant que les valeurs de la société changent avec l'avènement de la société de consommation et que les jeunes vivent dans l'ici-maintenant.?

Bibliographie

Abram, K. M., Choe, J. Y., Washburn, J. J., Teplin, L. A., King, D. C., Dulcan, M. K., et Bassett, E. D., "Suicidal Thoughts and Behaviors Among Detained Youth", In *Juvenile Justice Bulletin,* Washington, U.S. Department of Justice, Office of Juvenile Justice and Delinquency Prevention, 2014.

Abramson, L.Y., Metalsky, G. I. et Alloy, L. B., "Hopelessness depression: A theory-based subtype of depression". In *Psychological Review*, 96 (2), Apr 1989, p. 358-372.

Afifi, T. O., Enns, M. W., Cox, B. J. et Martens, P. J., "Investigating Health Correlates of Adolescent Depression in Canada" In *Canadian Journal of Public Health / Revue Canadienne de Santé Publique*, 96 (6), Nov-Dec 2005, p. 427-431.

Ally, B., "Indo-Caribbean life in Guyana and Toronto: A comparative survey", In ISRAEL, M. et WAGLE, N.K., *South Asians in Ontario*, Canada, Polyphony. The Bulletin of the Multicultural History Society of Ontario, 12, 1990. p. 16-21.

Atkinson, M. W., Kessel, N. et Dalgaard, J. B., "The comparability of suicide rates", In *Br J Psychiatry,* 127, Sept 1975, p. 247-56.

Auckel, T., *Suicide tendencies amongst Students In Secondary Education In Mauritius*, Dissertation de MSc Social Development, Faculty of Social Studies and Humanities de l'Université de Maurice, 2013.

Barlet, O., "Bollywood/Africa: A Divorce?" In *e-Service Journal*, 2 (1), 2010, p. 126-143.

Ballgobin, D. V., Education and Training (Human Capital), "A case of how government intervention has strengthened human capital development", In KONDO, T. et MAKANZA, T. (dir.), *A Pro-poor alternative development strategy for Mauritius*. Alternative to Neoliberalism to Southern Africa (ANSA), 2013, p. 81-136.

Ballgobin, D. V. et Reddi, S. J., "Women of Indian origin: From Traditional Education to Education as a Right, 1845 – 1950", In V. TEELOCK et al (dir.)., *Angaje*, Vol. 3, Port-Louis, The Aapravasi Ghat Trust Fund, 2013, p. 3-20.

Beautrais, A. L., « Suicide in Asia » In *Crisis,* 27, 2006, p. 55–57.

Beck, T. A., *Depression: Causes and Treatment*, Philadelphia, University of Pennsylvania Press, 1967.

Beedassy, B. N., *What are the predictors of self-mutilation in the Mauritian Adolescent age group?* Dissertation de Master of Public Health, Faculty of Science de l'Université de Maurice, 2012.

Bellerose, M. C., *Prevalence of Suicide in Mauritius*. Dissertation de BSc (Joint Hons) Statistics & Economics, Faculty of Social Studies and Humanities de l'Université de Maurice, 2004.

Bhowan, U. et Bhowon Ramsarah, S., "Voices of Indian Diasporic Grandparents in Mauritius. Roles, Issues and Concerns", In SINGH, A. (Ed.) *Indian Diaspora: Voices of grandparents and grandparenting*, The Netherlands, Sense Publishers, 2013, p. 27 - 43.

Bird, L. et Faulkner, A., *Suicide and Self-harm*, London, The Mental Health Foundation, 2000.

Blasco-Fontecilla, H., Perez-Rodriguez, M. M., Garcia-Nieto, R., Fernandez-Navarro, P., Galfalvy, H., de Leon, J. et Baca-Garcia, E. "Worldwide impact of economic cycles on suicide trends over 3 decades: differences according to level of development. A mixed effect model study", In *BMJ Open*, 2012, 2:e000785, doi:10.1136/bmjopen-2011-000785. [Consulté le 15 décembre 2015]

Buonafede, A., *Histoire critique et philosophique du suicide*, Lyon, Débécourt Libraire-éditeur, 1843.

Chakouree, K., *Suicide profile in Mauritius. 2005-2010*. Dissertation de BSc (Hons) Medical Science, Faculty of Science de l'Université de Maurice, 2011.

Chia, B. H. et Chia A., "Suicide Prevention in Singapore", In *Annals Academy of Medicine,* 41 (9), Sept. 2012, p. 375-376.

Cuin C-H., « Émotions et rationalité dans la sociologie classique : les cas de Weber et Durkheim », In *Revue européenne des sciences sociales,* XXXIX-120, 2001, http://ress.revues.org/658 ; DOI : 10.4000/ress.658. [Consulté le 15 décembre 2015]

Cunniah, B., « La nouvelle réalité sexuelle à l'île Maurice : entre libéralisme économique et postmodernisme », In *Études océan Indien,* 45, 2010, p. 133-147.

Chandler, M. J., Lalonde, C. E., Sokol, B. W. et Hallett, D., « Le suicide chez les jeunes Autochtones et l'effondrement de la continuité personnelle et culturelle », traduit de l'anglais par Malhame, C. et Martin, L. R., Québec, Presses de l'Université Laval, 2010.

Christopher, A. J., "Ethnicity, community, and the census in Mauritius, 1830-1990", In *The Geographic Journal,* 158, 1992, p. 57-64.

Cinnirella, M., "Towards a European identity? Interactions between the national and European social studies manifested by university students in Britain and Italy", In *British Journal of Social Psychology,* 36, 1997, p. 19-31.

Coombs, R. H., "Marital Status and Personal Well-Being: A Literature Review", *Family Relations*

40 (1), 1991, p. 97-102.

Daigle, M., « Comportements suicidaires et délinquance, des liens à (re) découvrir », In *Criminologie,* 34 (2), 2001, p. 3-7.

Dewkurun, G., *Attempted Suicide in Mauritius. A Sociological Study.* Dissertation de MSc Social Development, Faculty of Social Studies and Humanities de l'Université de Maurice, 2002.

Douglas, J. D., *Social Meanings of Suicide*, Princeton Legacy Library, Princeton University Press, 2015.

Durkheim, E., *Le Suicide*, 1897, Québec, Étude de sociologie, Coll. «Les classiques des sciences sociales», Bibliothèque Paul-Émile-Boulet de l'Université du Québec à Chicoutimi, http://classiques.uqac.ca/classiques/Durkheim_emile/suicide/suicide_Livre_1.pdf [Consulté le 15 décembre 2015]

Dworkin, R., Sportouch, S. et Delage J-F., « Le suicide médicalisé » In *Esprit*, 243 (6), Juin 1998, p. 8-16.

Eriksen, T. H., *Common Denominators: Ethnicity, nationalism and the politics of compromise in Mauritius*, Oxford, Berg, 1998.

Eriksen, T. H., "We and Us: Two Modes of Group Identification", In *Journal of Peace Research*, 32 (4), 1995, p. 427-436.

Eriksen, T. H., *Communicating cultural difference and identity: Ethnicity and nationalism in Mauritius*, Oslo: Occasional Papers in Social Anthropology, 1988.

Fleischmann, A. et Bertolote J. M., "Suicidal Behavior in a Global Public Health Perspective", In *International Journal of Mental Health*, 32 (1), 2003, p. 67-78.

Fisher, H. L., Moffitt, T. E., Houts, R. M., Belsky, D. W., Arseneault, L. et Caspi, A., "Bullying victimisation and risk of self-harm in early adolescence: Longitudinal cohort study", In *British Medical Journal*, 2012. 344:e2683. doi: 10.1136/bmj.e2683. [Consulté le 15 décembre 2015]

Girard, C., "Age, Gender, and Suicide: A Cross-National Analysis", In *American Sociological Review*, 58 (4), 1993, p. 553 – 574.

Goorah, S., Chakouree, K., Khadaroo, M. I. H., Russeeawon, Y., Ramchurn, S. K. et Boolell, S., "Suicides in the Island of Mauritius over a decade (2000 to 2010)", In *Journal of Dental and Medical Sciences*, 10 (1), Sept-Oct. 2013, p. 28-32.

Graham, C. et Chattopadhyay, S., « Gender and Well-Being around the World: Some Insights from the Economics of Happiness", In Human Capital and Economic Opportunity: A Global Working

Group Working Paper Series, Working Paper No. 2012-010, University of Chicago, US.

Gunn, J. F. et Lester, D., *Theories of Suicide. Past, Present and Future*, USA, Thomas Books, 2014.

Gunnell, D., Bennewith, O., Kapur, N., Simkin, S., Cooper, J. et Hawton, K., "The use of the Internet by people who die by suicide in England: A cross sectional study", In *Journal of Affective Disorders,* 141, 2012, p. 480-483.

Gururaj, G., Isaac, G, Isaac, M. K., Subbakrishna, D. K. et Ranjani, R., "Risk factors for completed suicide: A case-control study from Bangalore, India", In *International Journal of Injury Control and Safety Promotion*, 11, 2004, p. 183-191.

Gvion, Y. et Apter, A., "Suicide and Suicidal Behavior", In *Public Health Reviews,* 34 (2), 2012, p. 1 – 20.

Halfon, N., *Facteurs de risque et de protection des conduites suicidaires chez les jeunes présentant un trouble bipolaire.* Thèse de doctorat en Psychologie, Université du Québec, Montréal, 2014.

Handley, T. E., Inder, K. J., Kay-Lamkin, F.J., Stain, H. J., Fitzgerald, M., Lewin, T. J., Attia, J. R. et Kelly B. J., "Contributors to suicidality in rural communities: Beyond the effects of depression » In *BMC Psychiatry,* 12 (105), 2012. DOI: 10.1186/1471-244X-12-105 [Consulté le 15 décembre 2015]

Hassan, R., « Suicide in Singapore », In *European Journal of Sociology / Archives Européennes de Sociologie / Europäisches Archiv für Soziologie*, 21 (2), Nov 1980, p. 183 – 219.

Hawton, K., "Sex and suicide: gender differences in suicidal behavior", In *Br J Psychiatry,* 177, 2000, p. 484-85.

Hawton, K., "A National Target for Reducing Suicide: Important for Mental Health Strategy as Well as for Suicide Prevention", In *British Medical Journal*, 317 (7152), 1998, p. 156-157.

Hawton, K., Fagg, J., Platt, S. et Hawkins, M., "Factors associated with suicide after parasuicide in young people", In *British Medical Journal*, 306 (6893), 1993, p. 1641-1644.

Hawton, K., Bergen, H., Kapur, N., Cooper, J., Steeg, S., Ness, J. et Waters, K., "Repetition of self-harm and suicide following self-harm in children and adolescents: Findings from the Multicentre Study of Self-harm in England", In *Journal of Child Psychology and Psychiatry*. 2012, 53(12): 1212-9. doi: 10.1111/j.1469- 7610.2012.02559.x. [Consulté le 15 décembre 2015]

Heisel, M. J., Flett, G. L., Duberstein, P. R. et Lyness, J. M., "Does the geriatric depression scale (GDS) distinguish between older adults with high versus low levels of suicidal ideation?" In *American Journal of Geriatric Psychiatry*, 13 (10), 2005, p. 876-883.

Hendin, H., Vijayakumar, L., Bertolote J. M., Wang H., Phillips M. R. et Pirkis, J., "Epidemiology of Suicide in Asia", In *Suicide and Suicide Prevention in Asia*, Geneva, World Health Organisation, 2008, p. 7-18.

Iacovou, M., *Fertility and Female Labour Supply*, Institute of Social and Economic Research Working Paper No. 19, Colchester, Mimeo, University of Essex, 2001.

Jadhav, M., *Youth Suicide and Attempts of Suicide in Mauritius: From a Gender Perspective 2009-2012*. Dissertation de BSc (Hons) Sociology (Specialisation Gender Studies), Faculty of Social Studies and Humanities de l'Université de Maurice, 2013.

Jayawardena, C., "Migration and Social Change: A Survey of Indian Communities Overseas", *Geographical Review*, 58 (3), 1968, p. 426-449.

Julien, M. et Laverdure, J., *Avis scientifique sur la prévention du suicide chez les jeunes*, Canada, Institut national de santé publique du Québec, 2004.

Khadaroo, M. I. H., *A Study investigating the suicide profile in Mauritius*. Dissertation de BSc (Hons) Medical Science. Faculty of Science de l'Université de Maurice, 2006.

Khan, M., "Suicide prevention and developing countries", In *Journal of the Royal Society of Medicine*, 98, 2005, p. 459-463.

Khan, M. M. et Hyder, A. A., "Suicides in the developing world: Case study from Pakistan", In *Suicide and Life-Threatening Behavior*, 36, 2006, p. 76-81.

King, R. A. et Apter, A., *Suicide in children and adolescents*, UK, Cambridge University Press, 2003.

Kok, L-P., "Race, religion and female suicide attempters in Singapore", In *Social Psychiatry and Psychiatric Epidemiology*, 23 (4), 1988, p. 236-239.

Ly Tio Fane-Pineo, H.et Lim Fat, E., *From Alien to Citizen*, Mauritius, Editions de l'Océan Indien, 2008.

Maniam, T. "Why do Malaysian Indians have higher suicide rates?", In Vijayakumar, L. (Ed.), *Suicide Prevention: Meeting the Challenge Together*, India, Chennai, Orient Longman, 2003.

Mauritius Institute of Health, in collaboration with Mauritius Research Council (MRC) and Ministry of Social Security, National Solidarity and Reform Institutions, *Risk and Protective Factors associated with Suicide in Mauritius, Case-Control Study*. Republic of Mauritius, 2005.

Mauritius Research Council, Centre for Applied Social Research, *Causes & Consequences of suicidal behaviour among teenagers in Mauritius*, Final Report, Republic of Mauritius, June 2015.

Ministry of Health and Quality of Life, *The National Sexual & Reproductive Health Strategy and Plan of Action 2009-2015*, Republic of Mauritius, 2008.

Ministry of Health and Quality of Life, *The National Sexual & Reproductive Health Policy*, Republic of Mauritius, 2007.

Ministry for Human Resource Development and Reform Institutions in collaboration with the Mauritius Probation and After Care Service. *Research Study on Suicide in Mauritius*. 1999.

Moscicki, E. K., « Epidemiology of completed and attempted suicide: Toward a framework for prevention », In *Clinical Neuroscience Research*, 1, 2001, p. 310-323.

Nave, A., "Marriage and the Maintenance of Ethnic Group Boundaries: The Case of Mauritius", In *Ethnic and Racial Studies*, 23 (2), 2000.

Nettles, K. D., "Home Work: An Examination of the Sexual Division of Labor in the Urban Households of the East Indian and African Guyanese", In *Journal of Comparative Family Studies*, 26, 1995, p. 427-441.

Odak O., "Inter-ethnic relations in Bantu-Nilotic ethnic boundaries of western Kenya", In *Zeitschrift für Ethnologie*, 120, 1995, p. 227-240.

Perlman, C. M., Neufeld, E., Martin, L., Goy, M. et Hirdes, J. P., *Guide d'évaluation du risque de suicide : Une ressource pour les organismes de santé*, Toronto, Ontario, Association des hôpitaux de l'Ontario et Institut canadien pour la sécurité des patients, 2011.

Phillips, D. P., "The influence of suggestion on suicide: substantive and theoretical implications of the Werther effect", In *American Sociological Review*, 39 (3), 1974, p. 340-354.

Pillay A. L., Bundhoo H. Y., Bhowon U., "Depression related distress in Mauritian and South-African adolescent girls: An exploratory investigation", In *Psychological reports*, 107 (1), 2010, p. 87-94.

Radhakrishnan, R. & Andrade, C., « Suicide: An Indian Perspective », In *Indian Journal of Psychiatry*, 54 (4), 2012, p. 304-319.

Raymond, S., *La prévention du suicide à l'école*, Document d'information. Montréal, Association québécoise de suicidologie, 1993.

Régent, F., *La France et ses esclaves*, Paris, Grasset, 2007.

Schensul, S. L., Schensul, J. J., Oodit, G., Bhowon, U., Ragobur, S., "Sexual intimacy and changing lifestyles in an era of AIDS: Young women workers in Mauritius", In *Reproductive Health Matters*, 2 (3), 1994, 83-93.

Seerungen, G., *A Critical Analysis of Suicide in Mauritius and Its Social Work Implication*, Dissertation en BSc (Hons) Social Work, Faculty of Social Studies and Humanities de l'Université de Maurice, 1998.

Silve, A., « Botswana et Maurice, deux miracles africains. Profiter de ses rentes sans hypothéquer son développement », In *Afrique contemporaine*, 2 (242), 2012, p. 29-45.

Szasz T. S., "The Ethics of Suicide", In *The Antioch Review*, 31 (1), 1971, p. 7-17.

Tandrayen-Ragoobur, V., Ummersingh, S. et Bundhoo, Y., "The Power to Choose: Women and Labour Market Decisions in Mauritius", *Journal of Emerging Trends in Economics and Management Sciences*, 2 (3), 2011, p.193-205.

Varnik, P., "Suicide in the World", *Int J Environ Res Public Health*, 9 (3), 2012, p. 760–771.

Varty, J., "Suicide, Statistics and Sociology", In *Durkheim's Suicide: A Century of Research and Debate*, PICKERING, W.S. F. et WALFORD, G. (Eds.), Londres et New York, Routledge, 2000.

Vijayakumar, L., Pirkis, J., Huong T. T., Yip P., Seneviratne, R. de A. et Hendin, H., "Socio-economic, Cultural and Religious Factors Affecting Suicide Prevention in Asia", In Hendin, H. et al. (Ed), *Suicide and Suicide Prevention in Asia.* Switzerland, World Health Organisation (WHO), 2008, p. 19-29.

Vijayakumar, L., Pirkis, J. et Whiteford, H., "Suicide in developing countries (3): Prevention efforts", *Crisis*, 26 (3), 2005, p. 120-124.

Vijayakumar, L., "Religion: A protective factor in suicide", In *Suicidologi*, 2, 2002, p. 9-12.

Vijayakumar, L. et Thilothamal, N., *Crisis: The Journal of Crisis Intervention and Suicide Prevention*, 14 (1), 1993, p. 43-46.

Wassermann, D., Qi, C. et Gu-Xin, J., "Global suicide rates among young people aged 15-19", In *World Psychiatry*, 4 (2), 2005, p. 114–120.

Weir, E., "Suicide: The hidden epidemic", In *Canadian Medical Association Journal*, 165 (5), 2001, p. 634-636.

Wilcox, H. C., Conner, K. R. et Caine, E. D., « Association of alcohol and drug use disorders and completed suicide: An empirical review of cohort studies », In *Drug and Alcohol Dependence*, 76 (suppl.), 2004, p. S11-S19.

World Bank, *Regional Perspectives on World Development Report 1995: Labour and Economic Reforms in Latin America and the Caribbean. Washington*, D.C., The World Bank, 1995.

World Health Organisation, *Suicide rates per 100,000 by country, year and sex*, 2013. http://www.who.int/mental_health/prevention/suicide_rates/en/. [Consulté le 13 août 2013].

World Health Organisation, *Public Health Action for the Prevention of Suicide: a framework*, Geneva, WHO, 2012.

World Health Organisation, *Suicide Statistics in Mauritius by Gender 1955-2008*, 2010. http://www.who.int/mental_health/media/maur.pdf [Consulté le 10 décembre 2015]

World Health Organisation, *Preventing suicide A Resource for Media professionals*, Geneva, WHO, 2000.

Wreen, M., "The Definition of Suicide", In *Social Theory and Practice*, 14 (1), 1988, p. 1-23.

Wu, K. C-C, Chen Y-Y. et Yip P. S. F., « Suicide Methods in Asia: Implications in Suicide Prevention", In *International Journal of Environmental Research and Public Health*, 9, 2012, p. 1135-1158.

Yamasaki, A., Sakai, R. et Shirakawa, T., « Low income, unemployment, and suicide mortality rates for middle-age persons in Japan", In *Psychol Rep.*, 96 (2), 2005, 337 – 348.

Yang, C-Y., "Association between parity and risk of suicide among parous women". *Canadian Medical Association Journal*, 2010 DOI: 10.1503/cmaj.090813 [Consulté le 15 décembre 2015].

Zhang, J., Conwell, Y., Zhou, L. et Jiang, C., "Culture, risk factors and suicide in rural China: A psychological autopsy case control study", In *Acta Psychiatrica Scandinavica*. 110, 2004, p. 430-437.

Zhang, J. et Liu, E. Y., "Confucianism and Youth Suicide in Rural China", In *Review of Religious Research*, 54 (1), 2012, p. 93-111.

Adolescences Mahoraises : de la départementalisation au repli culturel.

Régis Airault

Introduction

Il n'y a pas que les individus qui soient agités par des crises d'identité : les sociétés le sont également et l'exemple de Mayotte, île française du bout de l'ailleurs, ancrée entre l'Afrique de l'Est et Madagascar, en est l'illustration. Cas à part dans les Territoires d'Outre-Mer (TOM), elle a choisi de rester française au moment de l'indépendance des Comores en 1975. Se séparant des trois autres îles de l'archipel des Comores (1) et après un long processus, elle a accédé en 2011 au statut de département.

Arrivé à Mayotte en septembre 2001 pour mettre en place le premier secteur de santé mentale sur ce territoire jusque là vierge de toute psychiatrie, je me suis retrouvé sur une faille tectonique entre l'Europe et l'Afrique, le Nord et le Sud. Car Mayotte n'est pas la Réunion ou Tahiti : c'est l'Afrique où la modernité bouscule des traditions rythmées par l'islam et le monde invisible, celui des esprits, les *djinns*.

La République française essaie depuis quelques années de faire passer au XXIème siècle ce petit paradis en construisant des établissements scolaires, somptueux et des dispensaires où la médecine était libre et gratuite jusqu'à l'arrivée de la sécurité Sociale le premier avril 2015. Idem au niveau de l'équipement : vingt ans auparavant, il n'y avait pas de route goudronnée sur Grande Terre, la plus grande des deux îles qui constituent Mayotte : seule une piste de latérite permettait de sillonner cette île, cernée d'une barrière de corail constituant l'un des plus grands lagons du monde où viennent pondre et mettre bas, tortues et baleines. Il fallait se rendre en pirogue dans certains des 24 dispensaires qui constituaient le maillage sanitaire de l'île.

Les adolescents représentent 75% de la population de Mayotte, chiffrée à 160 000 habitants, auxquels il faut rajouter 70 000 sans-papiers, immigrés des îles voisines, attirés par cet eldorado français perdu dans l'Océan Indien au beau milieu du canal du Mozambique.

Comment tenir face à ce « tsunami » culturel qui tend à effacer le fonctionnement rural des grands-parents parlant à peine le français et enracinés dans leurs terres. Comme tous les adolescents, les jeunes mahorais (2) sont ambivalents : ils sont heureux que ça bouge, mais veulent rester dans l'atemporalité de l'enfance, tiraillés entre le confort d'habitudes communautaires ritualisées « depuis toujours » dans cet espace clos « amniotique » que représente l'île, et un modèle de développement économique importé de France via la Réunion. Ils cherchent des « interstices », des *« espaces potentiels »* au sens de Winnicott pour se replier, tels des chrysalides, pendant quelques années avant de s'envoler faire des études en France métropolitaine où le climat est « rude » pour ces enfants du collectif, soleil et mer, avec l'espoir de revenir rapidement dans le giron de l'île.

À l'heure de la mondialisation, ils sont confrontés à un conflit de loyauté vis-à-vis de leur culture, mais ils ont encore des replis culturels dans lesquels ils peuvent se mettre à l'abri du tumulte du monde, des humains, de la religion (l'islam) : les rituels de transe pour faire danser les djinns ; et les *« bangas »*, ces cases pour adolescents où les jeunes garçons mahorais ont la chance de pouvoir aller vivre seuls, à l'écart de la famille, dès l'âge de douze ans.

Comme nous l'avons constaté, l'éruption de la culture occidentale stimule les cultes animistes : *patros* d'origine bantoue (Afrique de l'Est) et *thrumbas (rumbus)* malgaches omniprésents sur l'île. Ces rituels permettent de faire alliance avec les esprits et ainsi de s'ancrer dans la culture, tout en faisant le lien avec les générations précédentes (non seulement avec les vivants, parents proches ou éloignés : les possédés qui sont pour la plupart des femmes), mais aussi avec les morts (les ancêtres lors de *thrumbas* et les anciens rois lors de *maoulinda shengués* (cérémonies politiques pour décider collectivement d'une décision à prendre)).

Les filles peuvent aussi participer à des *debaas* et les garçons à des *dairas* ou des *moulidis* chants et danses d'origine soufi.

Cependant, ces replis culturels/cultuels peuvent être récupérés, instrumentalisés, par l'islam radical qui s'infiltre dans ces interstices et offre ainsi une alternative « sur mesure » à la mondialisation occidentale : une mondialisation islamique préservant les valeurs musulmanes amalgamées aux valeurs locales, en opposition aux valeurs *mzungus* occidentales, comme nous le montrera l'exemple du jeune se faisant appeler Ben Laden, rencontré en septembre 2001, peu après mon arrivée.

De nombreux adolescents musulmans se voyaient offrir des « voyages initiatiques » au Pakistan (ou ailleurs) et certaines écoles coraniques (madrassas) étaient soutenues financièrement par les Émirats Arabes ou le Qatar (sans compter l'union des Comores proche, à l'époque, du Président Sambi, de l'Iran).

Mais revenons à nos adolescents : élevés entre leurs grands-parents qui s'occupent plus de leurs champs que de mondialisation et qui ont déjà eu fort à faire pour résister aux voisins comoriens dans leur combat pour rester Français ; et leurs parents préoccupés par la construction de leur maison à partir de la case SIM (Société Immobilière de Mayotte), le crédit de leurs voitures (une chacun) bloquées dans les embouteillages monstres de l'île (saturée par le raz de marée de véhicules de la classe moyenne émergente), et la (ou les) maîtresses pour l'homme mahorais qui a du renoncer récemment à la polygamie afin que l'île de Mayotte obtienne le statut de département.

Notre adolescent mahorais, maintenant français à 100 %, suit sa scolarité dans son lycée flambant neuf avant d'aller faire ses études en métropole où souvent il se retrouve en échec scolaire, vu le niveau de l'île aux parfums.

En effet, s'il maîtrise à peu près la langue française, ses grand-parents ne parlent le plus souvent que le *shimahorais* ou le *shibushi*, la grand-mère faisant danser ses *djinns* lors de *patros* ou de *rhumbus* la nuit, pendant que le grand-père nostalgique du *banga* de son adolescence va passer ses journées à la lisière de la forêt primaire pour s'occuper de ses bananiers, plans de manioc et *ylang-ylang* avant d'aller, dans ses plus beaux habits, pour la prière du vendredi à la mosquée la plus proche.

Parcours thérapeutique

Chaque culture met en place, face à la folie et à ses manifestations, des stratégies pour la contenir, la détourner, l'apprivoiser, la rationaliser. A Mayotte, c'est un syncrétisme alliant croyances animistes (avec les *djinns* et les *shetwanes*), islam, mauvais œil, médecine occidentale, et « psys »… Si la médecine occidentale veut réellement soulager les personnes de culture mahoraise, elle doit traiter les malades et non les maladies, en d'autres termes, connaître un minimum des représentations mahoraises de la maladie, ses traitements traditionnels, ses acteurs (*fundis, mwalimus*) afin de ne pas gommer sa culture, c'est à dire son être. On n'est pas obligé de fréquenter tous ces tradipraticiens, mais c'est important de connaître leur existence et leur intérêt dans l'itinéraire thérapeutique du patient. De notre côté, nous avons choisi de faire alliance. Alliance non seulement avec les esprits, mais aussi avec la culture mahoraise et ses pratiques de soins. Il faut dire que nous n'avions pas le choix : avec une équipe « psy » de dix personnes pour deux cent mille habitants et l'absence de lits dédiés à la psychiatrie, nous avions plutôt intérêt à travailler en réseau avec nos collègues médecins et guérisseurs. On se rend compte qu'on a des effets complémentaires, dans l'intérêt des patients avec la médecine *wa muzungu*[1] (dispensaires, hôpital ou médecine de ville), à laquelle s'associent notre travail « psy » caractérisé par l'écoute et le fonctionnement en réseau, enfin les soins traditionnels (avec les *mwalimus*, les *fundis*, etc…) : tout un itinéraire thérapeutique (cf tableau).

Le propre des états de folie, ce que nous qualifions de psychose, est de faire émerger la vérité de la personne et de son désir. La souffrance psychique existe, mais traduit souvent une poussée vers la guérison : c'est au moment de cette rencontre que doit s'accomplir un véritable travail thérapeutique, dans la crise (qui utilise ces symptômes en travaillant avec la partie saine du sujet en souffrance). Il ne s'agit pas de porter d'abord un diagnostic (ce qui est une manière de se rassurer et de se débarrasser du sujet en l'étiquetant), ni de se laisser contaminer par l'angoisse, mais au contraire de se laisser porter par le transfert, pour toucher cet espace d'où surgissent la pensée, la parole et l'existence humaine. L'institution psychiatrique en métropole est bien loin de permettre aujourd'hui une telle rencontre. Elle fonctionne à l'envers, comme un monstre froid et bureaucratico-technocratique, d'où l'intérêt de notre pratique en réseau et sans lieu d'hospitalisation psychiatrique à Mayotte. Le soin, c'est d'abord « veiller sur », être un éveilleur des

---

[1] « Occidentale »

ressources cachées de l'esprit. Dans notre pratique « psy », nous désamorçons les conduites projectives-persécutives du sujet malade alors que l'interprétation magico-religieuse attribue le trouble dont souffre le sujet à une intervention externe (sorcellerie, rivaux, gris-gris, maraboutage ou djinn). La projection est l'opération par laquelle le sujet expulse de soi et localise dans l'autre, personne ou chose, des qualités, des sentiments, des désirs qu'il méconnaît en lui-même. La persécution consiste, quant à elle, en la projection et l'inversion des souhaits censurés qui réapparaissent alors sous forme d'idées persécutives. Ces mécanismes ne sont pas seulement des modes de défense propres aux psychoses, notamment à la paranoïa, mais aussi des phénomènes normaux et courants de notre vie psychique. Ils s'actualisent notamment dans les conditions régressives narcissiques des états de maladie. Tout malade ou sujet troublé est en quête d'un autre, personne ou chose, à qui ou à quoi imputer l'expérience de déplaisir qu'il ne veut pas reconnaître en lui-même. Le savoir du guérisseur se transmet par tradition orale sur le terrain. Il n'est que le support, *« la chaise »* dit-on ici, du *djinn* qui le possède et s'exprime à travers lui. C'est donc l'esprit qui a le savoir et non lui.

L'Organisation Mondiale de la Santé - OMS préconise depuis 2001 un accès aux soins psychiatriques dans chaque centre de soins primaires de manière à pouvoir traiter les troubles dès leur apparition et travailler ainsi avec un « trépied thérapeutique ».

D'un côté le psychiatre, qui est le plus souvent basé dans une grande ville, avec quelques lits où les patients en crise peuvent être hospitalisés ; d'un autre côté le suivi sur les dispensaires de proximité (en brousse) par les médecins généralistes qui pourront surveiller l'observance du traitement prescrit par le psychiatre. Enfin une collaboration est nécessaire avec les psychothérapeutes dans le cadre de populations « occidentalisées », et, dans les sociétés traditionnelles, avec les tradipraticiens. Ceux-ci continuent les « soins locaux » permettant de réintégrer le patient dans sa communauté tout en donnant un sens culturel à l'épisode psychopathologique (les patients et leurs familles arrêtant ces rituels quand les troubles disparaissent).

Les îles ont produit leur propre mythe de la santé mentale. Elles sont supposées dans notre imaginaire être un lieu préservé de paix, d'abondance, de vie facile : les îles d'Eden, le paradis terrestre.

Or ce n'est pas le cas : il y a de la souffrance (physique et psychique) ici comme ailleurs ; chez les « autochtones » et chez les *wamuzungus*[2] comme nous le verrons avec la fréquence des tentatives de suicide - TS.

EPIDEMIOLOGIE

(D'après le bilan de l'année 2005 du Centre de Santé Mentale à Mayotte).

Les Tentatives de Suicide (TS) existent à Mayotte comme partout dans le monde même si elles sont moins nombreuses qu'en Métropole mais plus violentes car les personnes utilisent souvent la mort aux rats ou la Nivaquine pour mettre fin à leurs jours.

Les traditions et la préservation du lien social (importance de la famille, des rituels, de la religion, des *bangas*...), expliquent leur nombre relativement limité. Le travail de prévention qui a été mis en place sous notre impulsion avec les enseignants et par le personnel sanitaire de l'île a permis de faire encore baisser ces chiffres.

La pathologie la plus courante motivant une consultation de psychiatrie de liaison (c'est à dire qu'une équipe « psy » (psychiatre, infirmier psy) passe voir les patients hospitalisés dans les lits de médecine vue l'absence de lits de psychiatrie à cette époque) est d'abord l'épisode dépressif, puis vient la décompensation psychotique : 529 patients « psys » ont été hospitalisés au cours de l'année 2005 au Centre Hospitalier de Mayotte (CHM) dont 53 tentatives de suicide (cf tableau).

L'entourage familial très présent et les recours traditionnels favorisent une sortie rapide (moins de 10 jours). Au-delà de trois semaines d'hospitalisation, une évacuation sanitaire (*« évasan »*) est envisagée sur un hôpital psychiatrique de la Réunion afin de ne pas épuiser les équipes de médecine (2 *évasans* sur La Réunion dont une en HDT[3] ont été mises en place pour l'année 2005).

Après sa sortie, le patient est revu rapidement au Centre de Santé Mentale ou sur son secteur de référence par les psys et par le médecin traitant somaticien qui reste le référent du patient. Parallèlement, les traitements traditionnels se poursuivent si les

[2] Les étrangers, les blancs.

familles le désirent en prenant garde aux possibles inter-réactions entre médicaments allopathiques et phytho-thérapeutiques.

On remarque l'efficacité des traitements neuroleptiques dans l'accès aigu (les NAP[4] étant employés en cas de pathologie chronique et évitant ainsi une trop longue hospitalisation en médecine – en cellule d'isolement la plupart du temps).

Les traitements normo thymiques[5] également efficaces pour les pathologies récidivantes sont une alternative à la prescription de neuroleptiques. On évitera de les prescrire aux femmes en âge de procréer vu les risques de malformations fœtales.

L'augmentation du nombre de psychiatres et psychologues permet de donner la priorité à l'écoute (psychothérapies) et de réduire ainsi l'usage des psychotropes la crise passée.

- En 2005 nous avons recensé 53 **Tentatives de suicide** : la majorité sont des adolescents (50%), et des femmes (72 %). Il y a eu 2 suicides chez des métropolitains non connu du CSM.
- En 2004 : **36 TS**.
- En 2003 : **48 TS**
- En 2002 : **86 TS** (30 hommes et 56 femmes) dont 20 métropolitains (un travail auprès des métropolitains victimes du « syndrome insulaire » a permis de faire chuter ces chiffres les années suivantes).

	2001	2002	2003	2004	2005
TS		86	48	36	53
Décès TS					2

[3] Hospitalisation par Demande d'un Tiers

[4] Neuroleptique d'Action Prolongée (Clopixol à durée d'action "courte - 72 h" ou Haldol Décanoas à durée d'action "longue - 3 semaines")

[5] Dépamide

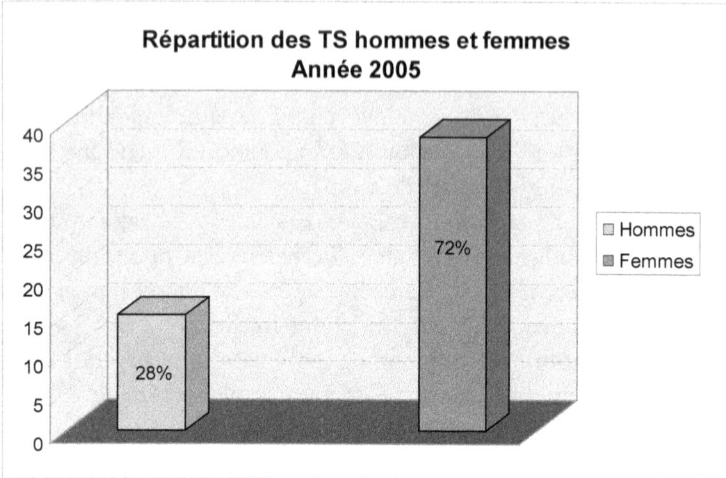

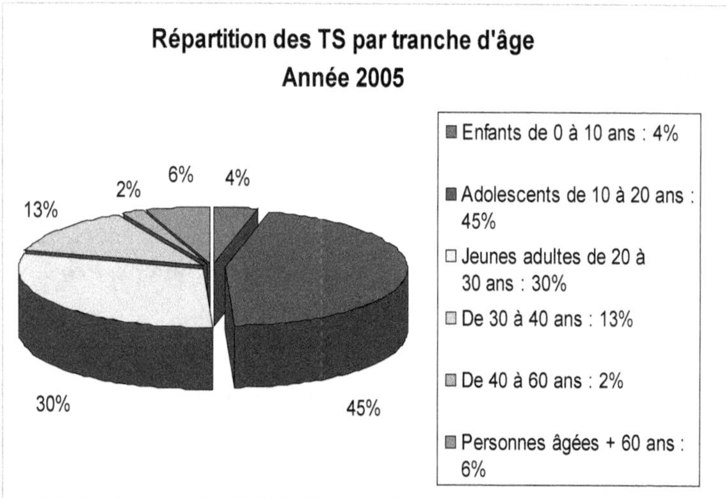

Nombre de TS* Liaison	Hommes	Femmes	Métropolitains	Décès
Enfants 0-10 ans	1	1		
Adolescents 10-20 ans	2	22	4	
Jeunes adultes 20-30 ans	7	9		
30-40 ans	3	4	3	2
40-60 ans		1	1	
Personnes âgées + 60 ans	2	1	3	
TOTAL	15	38	11	2

La case pour adolescent ou *Banga*.

Un *banga* est une petite maison d'une pièce où va vivre le jeune garçon mahorais dès sa puberté. Il échappe ainsi à la suspicion de l'inceste, et à la promiscuité dans le logement familial, traditionnellement constitué de deux pièces.

Il ne coupe pas le cordon, même si les *bangas* sont construits en-dehors de l'enclos familial, le *shandza* (4) mais à une distance raisonnable afin de permettre au jeune de pouvoir facilement venir prendre ses repas et donner son linge à laver (comme partout dans le monde, on lave son linge en famille).

L'adolescent acquiert ainsi une autonomie valorisante tout en restant sous contrôle maternel. Le *banga*, par essence éphémère, est traditionnellement construit en pisé. Il faut d'abord aller dans la forêt couper des bambous, pour faire la charpente - l'ossature - puis la remplir avec un torchis fait avec un mélange de terre et de paille de riz ou de feuilles de bananier séchées : le banco. On y fait trois ouvertures : une porte, une fenêtre et surtout, on n'oublie pas d'aménager, à l'arrière, une petite lucarne basse par où peut fuir la *bulédi*, la copine, en cas de contrôle familial inopiné : on est quand même en pays musulman. Enfin, pour décorer les murs, on ira chercher des pigments dans les *patzas* (5).

Toute la communauté (6) participe à l'édification de ce petit chez soi qui fait le bonheur des jeunes garçons mahorais : c'est l'initiation à la *musada*, l'entraide collective. L'extérieur est décoré de couleurs vives, où le jeune inscrit des slogans et son surnom (7). Il y plante tout autour un jardin avec des fleurs puis équipe son banga : un lit, une table, une chaise, une ampoule (à piles le plus souvent !), de la musique et des simulacres divers (faux téléphone, faux ventilateur etc...). L'intérieur est calfeutré avec le *lamb* (8) de la mère ou de la soeur. Il tapisse les murs de photos, du monde moderne occidental, mais aussi du monde traditionnel (de la Mecque par exemple), sans oublier Bob Marley et les groupes de rap à la mode. Leur accumulation dresse le catalogue de tous les possibles, de tous les exotismes et incite à la rêverie sur l'au-delà de l'île, l'au-delà de l'eau. L'inévitable valise dans un coin de la pièce témoigne que ce moment est un voyage, un passage, une pause entre l'enfance et l'âge adulte. Cette valise accompagne les allers et retours chez la mère mais aussi témoigne du fait que le jeune est prêt à partir pour vivre chez la fille qu'il aura « attrapée » dans ce *banga.* Ce moment d'entre-deux s'apparente à un rite initiatique qui n'est pas limité dans le temps (de l'âge de 8-12 ans à celui de 20-25 ans). C'est un moment de légèreté, d'insouciance, de bonheur entre l'enfance et l'âge adulte. Ce moment de la vie, appelé « période *banga-banga* » par les anthropologues, restera ancrée dans la mémoire de chaque Mahorais. C'est une époque de liberté à la fois sociale (en dehors du regard des parents), sexuelle (avec les relations « cachées avec des petites amies ») et de création avec la possibilité de laisser libre cours à une efflorescence artistique tant au niveau de la décoration des murs, de l'aménagement, qu'au niveau du jardin, sans oublier l'ambiance sonore...

Ce qui contraste avec le mode de vie et l'habitat mahorais traditionnel qui est plutôt sobre et non figuratif comme le veut l'islam.

C'est également une période plus individualiste, en dehors des règles sociales assez strictes de la société mahoraise, traditionnellement holiste (9), collective et musulmane.

Les petits *muzungus* (les blancs) regardent cela avec convoitise, partagés entre l'envie de confort et le désir de liberté.

Les adolescents sont cependant ambivalents : fascinés mais aussi inquiets car ils sentent que c'est la fin de quelque chose qui ne sera plus jamais comme avant. Les *bangas* sont souvent regroupés à la périphérie du village où s'organise une vie communautaire dont les membres sont solidaires, avec un chef qui les représente au niveau du village.

Ces quartiers *mabanga* sont baptisés avec fantaisie : *Tsiscabar* « Pas de discussion ! », par exemple à Ouangani, ou encore Irak, glanant dans l'actualité des lieux en ébullition, comme ils le sont eux-mêmes, malgré leur apparence « cool ».

Construire puis vivre dans sa cabane, est le rêve de tous les enfants, et à Mayotte ils le réalisent.

C'est un espace potentiel matérialisé au sens de Winnicott, qui aide à avoir envie de grandir sans rien rater de l'enfance.

Le *banga* est une sorte de matrice qu'il faudra ensuite abandonner avant de naître à la vie adulte pour aller vivre chez la femme que l'on aura choisie. On dit en *shimaoré* que l'on « pénètre » dans la maison de sa future femme (10). Cette femme, on l'aura peut-être attrapée dans ce piège à fille que représente en fait le *banga* : une souricière, en quelque sorte.

L'image de la souricière peut aussi nous servir dans le sens d'un enfermement dans une bulle, une conduite : le refus de grandir, et le désir de s'éterniser dans cet entre-deux, entre l'enfance et l'âge adulte, comme dans l'histoire de Peter Pan et des enfants perdus de l'île du Jamais Jamais. Car le *banga* est éphémère et il est mal vu de s'y éterniser.

Promenade au pays de la Lune à l'envers : les *bangas* du Mont Choungui *« La vie sans amour c'est comme un slip sans lastic »* (Inscription dans un *banga* à Hamjago, Mayotte, mai 2003).

La partie sud de l'île de Mayotte est dominée par une espèce de pain de sucre - en forme de sein géant tendu vers le ciel - appelé le Mont Choungui. Pour en atteindre le sommet, le chemin est si abrupt que l'on doit s'agripper aux racines des arbres.

Au pied de cette étrange montagne sacrée, domaine des *djinns*, un groupe de *bangas* s'étire depuis la périphérie du village jusqu'à la lisière de la forêt primaire. Un peu plus loin, un creux de torrent sert de salle de bain à ces adolescents qui bravent les esprits et essaient d'attirer les filles. Musique à fond : ici, ils ne gênent pas les voisins, ils regardent tranquillement pousser les bananes et passer les années de leur adolescence.

Le *banga* de Stanley est le dernier avant la rivière. Une petite barrière en bois délimite un jardin en friche : sur la façade de latérite est inscrit à la peinture noire « Ministère des affaires impossibles ». La musique est forte, MC Solar repasse en boucle (nous sommes en 2003). Stanley bricole un système électrique et démêle depuis des heures une pelote de fil de cuivre de récupération qui envahit son bureau où s'entassent ses livres de cours.

Il est en 1ère S au lycée de Sada et profite de la vie, de sa vie, dans cet espace de liberté qu'il goûte avec délectation.

Il sait la chance qu'il a d'avoir un *banga* et règne sur son territoire, comme le petit prince devenu enfin roi.

C'est pour cela que ces cabanes enchantées que sont les *bangas* sont souvent appelées « Châteaux » par leurs jeunes propriétaires. On retrouve ainsi des : *Château-piège*, *Château branlant*, *Château brillant*, *Château perdu*, *Panama Palace*, *Maison Blanche*, *Cabane enchantée*,

Air plaisir, Refuge, Banga énergie, Banga Eden... inscrits en lettre d'or sur les façades. A côté de cette appellation, tous les délires sont permis, toutes les idées fusent en vrac : *« Chez Chic Norris, gardien de but de Piment Vert »* (l'équipe de foot locale, on dirait du Harry Potter !), *« Chez Omar c'est château la chance »* (à Bandrélé), *« Chérie je t'aime », « Je suis un mercenaire de l'amour sans pitié », « La vie célibataire est une vie superbe » (Sada), « Venez vivre dans le tropique » (M'tsangadoua), « Bienvenue au château Maziki » (chez Dinou Malidi à M'Tsamoudou), « T'aimé c'est facile, te le dire c'est difficile ».*

La case pour adolescent, le *banga*, est une projection matérielle de l'espace potentiel (22), de cet entre-deux qui, dans la plupart des cultures, n'a pas de matérialité propre. A Mayotte, ce qui est surprenant, c'est que non seulement il est construit en dur, mais que la durée de ce passage initiatique, qui, le plus souvent en Afrique se déroule sur quelques jours ou quelques semaines, s'étale ici sur plusieurs années. Ce lieu, tant psychique que matériel, est une nécessité pour les adolescents de toute culture et, si on ne leur fait pas cette place, ils la prennent.

Ainsi, à **Paris**, je me suis intéressé aux formes que peut avoir cet espace chez les jeunes sorte de bulle amniotique dans laquelle certains se réfugient en prenant des psychodysleptiques ou en s'enfermant dans certaines conduites addictives. Mais on peut choisir d'autres voies comme la création (musicale, picturale ou autre) qui permet d'être ailleurs, tout en étant avec les autres. J'ai ainsi participé de manière intensive dans les années 1990 à Paris à l'élaboration et aux expériences des squats artistiques dont les aspects picturaux m'ont fait penser à ce que nous retrouvons projeté sur les murs des *bangas*. En fait, on n'avait rien inventé : ça existait depuis longtemps à Mayotte. Mais c'est quand même une performance de construire sa cabane (gratuite) en plein Paris avec vue non pas sur le lagon mais sur la Seine. Tout ça, c'est une autre histoire, mais je vous donne quand même quelques noms de cette cinquantaine de lieux qui ont fleuri dans la capitale (noms souvent empruntés à la rue où se situaient les bâtiments chargés d'histoire industrielle et promis à la démolition) : Pelleport, Pothin, le Couvent des Récollets, Rue de l'Est, Clavel, Passage du Bail, L'œil du Cylone…

En arrivant à Mayotte nous avons essayé de lancer le concept de « *Bangas Thérapeutiques* », sortes d'espaces de crise, sur les dispensaires

« de brousse » permettant d'éviter les admissions dans le service de médecine déjà saturé. J'ai vite changé de terme pour celui de « lits portes » de proximité, plus moderne. Car si les mahorais sont très attachés à cette période de leur vie, dès que l'on parle de *banga* en public, il y a tout de suite une levée de boucliers. Pour certains, c'est aussi synonyme de bidonville et de sous-développement : les clandestins des îles voisines, Anjouanais, Grand Comoriens, Mohéliens, construisent leurs *bangas* à flanc de colline. C'est comme s'il y avait incompatibilité pour les Mahorais entre *Banga* et Modernité.

C'est peut-être aussi que nous sommes dans une période d'entre-deux, avec le désir de vouloir enfin bâtir en dur la société mahoraise et d'accéder au confort moderne. Mais c'est aussi comme dans le film de Spielberg *« Hook ou la revanche du capitaine Crochet »* : les adultes oublient vite l'âge d'or où ils se prenaient pour Peter Pan (23).

Mais on ne renonce pas comme ça au *banga*, à la liberté : il ressurgit même s'il n'est parfois plus en pisé, mais en tôles décorées : c'est alors « le *banga* double tôle » car ce n'est pas une simple tradition mahoraise préislamique ; cet espace correspond à une nécessité chez le jeune Humain : c'est un lieu psychique qui prend forme.

En créant « La maison du jouir », Gauguin ne fait rien d'autre que construire son *banga* : peut-être n'a-t-il pas eu cet espace à l'adolescence. *« Les Ministères de l'impossible, les châteaux-pièges, les châteaux-plaisir »*, que l'on rencontre à la périphérie des villages mahorais l'auraient enchanté.

SFR ne s'y trompe pas : ainsi dans une publicité pour les portables un jeune appelle sa copine depuis son *banga* en pisé perdu dans la forêt. Sur la façade vient s'inscrire « SFR » en dessous de « Paradis d'amour »(...)

Tous ces *bangas* rendent heureux et vous transportent dans une autre temporalité. Il va sans dire que cette richesse traditionnelle ne doit pas disparaître, comme le prédisent certains oiseaux de mauvaise augure, et qu'elle ne disparaîtra pas.

Et nous avons confiance car, partout dans Mayotte, au coin de chaque village, de chaque rue, il y aura toujours un adolescent penché à sa fenêtre, la radio à fond, qui sera fier de vous accueillir dans son *« Château Banga »* à lui.

Si vous le rencontrez, n'hésitez pas : allez jusqu'au seuil de sa porte et prononcez la formule magique : *Hodi* (26) « Je peux ? ».

Une voix accueillante vous répondra alors : *Caribou* « Bienvenue ».

LES RITUELS DE TRANSE

Les filles n'ont pas la chance de pouvoir se « replier » dans un *banga* en attendant l'âge adulte par contre elles peuvent se cacher derrière leur masque de beauté au *dzinzano*, participer aux *debaas* (chants soufis), mais aussi exprimer leur malaise par la « voix » des esprits comme le prouve la fréquence des crises de *djinns* chez les jeunes mahoraises dans les collèges ou les lycées ; ainsi celui de Sada qui a été construit sur un *ziara*, la résidence des esprits… (Cette ville est également réputée pour être très « musulmane » : peut-être les *djinns* résistent-ils à leur manière à la montée du fondamentalisme). Un autre exemple montre l'omniprésence du phénomène, même en dehors de l'archipel, puisqu'il a eu lieu en février 2016 dans un collège de la Réunion (à St Louis) où 25 élèves d'origine Mahoraises ont été victimes de crises de *djinns* …

On distingue traditionnellement deux groupes d'esprits : ceux avec lesquels l'alliance est possible (adorcisme) : *trumbas, patros, mugala, shengue, rahuani* ; et ceux que l'on doit chasser car on ne peut pas apprivoiser ces démons, ces diables (exorcisme) : *massera, shetwanes* (satan) et autres zombies (*mufu* : le mort). Entre les deux, on retrouve l'équivalent des korrigans de Bretagne, les esprits (écologiques) de la forêt : les *Mwanaissas* qui peuvent amener la fortune. (Cf tableau)

Dans toutes les cultures, l'allié des esprits, chaman ou possédé[6], est un intermédiaire grâce auquel l'homme n'est plus une victime ballotée par les forces du destin. Dans ce monde imparfait, le désordre est expliqué, intégré et apprivoisé par des offrandes et des manipulations symboliques. Une manière active et intensive d'affronter l'adversité. Le commerce des esprits n'est pas une curiosité pour spécialistes des religions archaïques et moribondes. De multiples exemples témoignent, sur tous les continents, de la vitalité des cultes de possessions, et de leur étonnante capacité d'évolution, au fil des changements du monde et des tourments humains.

Dans les classifications des maladies évoquant pour nous, occidentaux, des troubles mentaux, il existe à Mayotte une

[6] Chamanisme : actif : le chamane quitte son corps pour aller lutter contre les esprits. Possession : passif : le possédé sert de monture, de chaise à l'esprit qui le possède et s'exprime par son intermédiaire.

distinction très nette entre *mwendza madjini* : celui qui a des *djinns* et *mwendza masera*, celui qui est fou[7]. La différence majeure entre les deux est celle qui définit un comportement normal et un comportement anormal.

Dans le premier cas, on peut composer avec l'esprit (le *djinn*), faire alliance : c'est **l'adorcisme**. Cette folie est contrôlée, maîtrisée grâce à tout un registre d'expressions et de codes comportementaux correspondant à des procédures thérapeutiques spécifiques traditionnelles. Une fois identifiés comme tels[8], ces comportements « pathologiques » sont soumis à des rituels thérapeutiques comme le *trumba* malgache ou le *patrosi* comorien[9].

Dans le deuxième cas (*masera*), il n'y a pas d'alliance possible : c'est **l'exorcisme**. Cette folie non contrôlée (*masera*) pourrait correspondre en pathologie psychiatrique au registre de la folie avec les troubles du comportement que cela provoque.

Dans les deux cas, ces rituels permettent aux patients de traverser cette crise « psychotique » sans être par la suite mis à l'écart du groupe social, sans être stigmatisés. Ces pratiques resocialisent le patient, le réinscrivent dans son groupe en donnant (à lui et aux autres) une explication rationnelle de ce qui vient de lui arriver.

A Mayotte, on apprend ainsi l'art de vivre avec sa maladie, ses démons, ses *djinns*, et à les mettre au service de sa guérison.

« La crise de *djinns*, symptôme culturel, peut être déroutante pour une personne (enseignant, soignant…) qui n'est pas au courant du fait culturel mahorais.

Il faut distinguer la crise de *djinns* qui se manifeste chez une personne connaissant déjà son *djinn*, de l'attaque de *djinn*, plus violente chez une personne qui ne connaît pas son *djinn*. La conduite à tenir consiste à isoler la personne, en l'emmenant à l'infirmerie du collège par exemple, défaire ses nattes et lui mettre de l'eau sur la tête. On peut ensuite contacter le médecin traitant, voir si elle va chez un tradipraticien (*fundi*) et si elle est connue du Centre de Santé Mentale.

---

[7] *Blanchy 1990*

[8] La personne «malade» va d'abord voir le Mwalimu Duna (astrologue soigneur) qui fait office de généraliste et qui détermine si c'est une maladie naturelle, une «maladie de Dieu» (il oriente alors vers la médecine des plantes ou mzungu) ; si c'est de la sorcellerie (maladie des hommes), ou une maladie des djinn.

[9] *Lambeck 1981, 1993 ; Vidal 1986*

« Souvent, après la « crise », la personne ne se souvient pas de ce qui s'est passé car elle était « possédée » par un *djinn* qui s'exprimait par son intermédiaire. A la différence des « diables » (*massera ou shetwanes*), où, là, les personnes se voient, impuissantes, en train de faire des choses contre leur volonté. Tout le monde n'a pas de *djinn*, il faut une prédisposition familiale, ou des failles personnelles. Le *djinn* profite de la faiblesse de la personne pour l'utiliser ». NBP Bouffart S. Ethnologue, 8ème Mercredi de Mamoudzou15/10/2003.

PATROS

Petite Terre,

Le 31/10/2001

Le son des tambours donne des allures de jungle à cette petite rue habituellement calme de Pamandzi. Au fond : la nature. Avant : la route, quelques tôles, un banc, un petit magasin : (coca, cigarettes)…

Au milieu, mon amie ethnologue Sophie Bouffart, un bébé dans les bras, me fait un signe de la main. On pénètre dans l'enclos d'une maison. La cour en terre battue est envahie par des femmes habillées de rouge, un turban dans les cheveux, « des possédées », me confie Sophie.

Elle me présente le maître de cérémonie qui vient chaleureusement me serrer la main. « Il te dit bonjour, c'est le *Fundi*, mais ce n'est pas lui qui te salue, c'est son *djinn*. Il faut demander l'accord de l'esprit pour participer à la cérémonie… ».

On peut rentrer ? D'accord, pas de problème. Ici c'est l'Afrique : rien n'est simple, mais rien n'est compliqué : il suffit de demander. Notre hôte est jeune, environ 25 ans, gentil, un peu étrange, mais rien ne montre qu'il est possédé, comparé à ces deux vieilles, une canne au pommeau de cuivre brandie au-dessus d'elles, « symbole de pouvoir ».

Le rythme des tambours s'accélère. Leurs yeux se tournent soudain vers le ciel, un sourire figé aux lèvres, l'air hébété : c'est la transe.

Sophie n'hésite pas à traverser l'assemblée où circulent les bouteilles de Pompéïa, une eau de Cologne pas si bon marché que ça : (50f le petit flacon, 75 le moyen, 150 le grand, familial).

On les décapsule d'un coup de dent, on se badigeonne les mains, le visage et on boit quelques longues goulées. Des vapeurs d'encens s'échappent de l'intérieur de la maison.

Cinq parpaings permettent d'accéder à une petite salle au fond de laquelle sont entassés une trentaine de gâteaux de riz d'au moins 5 kg chacun. Ils sont calcinés à l'extérieur, bien cuits à l'intérieur, et empilés comme des grandes roues de fromage : c'est la nourriture des *djinns*. Au sol, une grande marmite de pop-corn et des bonbons pour les esprits « enfantins ». Sur une table, une installation d'assiettes en carton remplies de sucre en poudre où sont enfoncés trois œufs, et une grande marmite de poulets bouillis avec la tête et les pattes. « Les *djinns* aiment ça, les pattes ». Ils aiment aussi les œufs crus et le sang : ici du sang de poulet coagulé avec quelques plumes dans trois assiettes en carton. On cache les miroirs : les *djinns* n'aiment pas les miroirs.

Sur une natte disposée au milieu de la pièce, des femmes s'agitent soudain. Certaines sont prises de violents soubresauts ; une crise d'épilepsie ? Non, « elles changent de *djinn* », ça fait mal : elles pleurent, grimacent et se tortillent ; « le *djinn* pénètre », « il les monte, plus précisément » puis il se présente : nom, lieu, lignée ; il faut ensuite changer de vêtements pour montrer qu'on a changé de *djinn* : les voilà en blancs. Tous sont des *djinns* hommes. On le voit au turban dans les cheveux ; les *djinns* femmes, plus rares, sont repérables au voile rouge que portent les possédées : deux personnes dans l'assemblée au maximum. La vieille *fundi*, impassible dans son fauteuil de skaï années 1950, surveille du coin de l'œil une dame d'une quarantaine d'années qui vient de voler un œuf sur la table puis le cache dans son soutien-gorge dans un style *« comedia del arte »*.

« Elle est possédée par un *djinn* farceur et voleur », me précise Sophie qui n'en perd pas une miette. Une autre joue à la petite fille, parle comme un bébé et pleure pour avoir des bonbons : « un *djinn* enfant, celui-là », me crie-t-elle dans l'oreille car dehors les tambours battent de plus belle. La nuit commence à tomber : des petits poulets avec des crêtes de punks essaient de tenir en équilibre sur le bord des grillages pour regagner les hautes branches du manguier.

Au milieu de la foule constituée principalement de femmes, un homme s'agite en levant les yeux au ciel. Il a un tee-shirt flambant neuf avec inscrit en gras Jacques Chirac sur le devant et Sécurité dans le dos.

C'est le *djinn* de Paris qui le possède, celui-là ?

L'ambiance est chaleureuse. Les femmes n'hésitent pas à me sourire et me font des clins d'œil. Les flacons de Pompéïa sont à moitié vides. Le bleu des fioles d'eau-de-rose, autre boisson appréciée des *djinns*, fait quelques tâches dans l'assemblée rouge et blanche : on est bien en France ! malgré les apparences – car Mayotte, c'est la France ?

Rites de possession dans une de ses lointaines provinces : l'utopie républicaine et bananière n'avait pas prévu de telles *raves*. « Les *raves* sont dorénavant interdites par la loi », débitait sur un ton monocorde le speaker de RFO (Radio France Outre-mer) alors que je descendais tout à l'heure du taxi, 4 francs 50 la course, bientôt un euro ?

« Ben Laden toujours introuvable…les forces alliées bombardent Kaboul ». La musique des tambours m'avait vite fait oublier ces tranches d'information volées à l'ailleurs. Là-bas : l'occident et l'Europe.

Le temps coule tranquille dans ce pays 100 % musulman paradoxalement Français, où on a le droit à 2 femmes sur sa fiche d'impôt. A 100 mètres de là, les studios de RFO. Mon coca est terminé ; je retourne à la fête. Là-bas ça se bouscule en rythme. Les vieilles sont en extase, les yeux toujours tournés vers le ciel. Elles rient avec leur turban rouge dans les cheveux. On dirait de vieilles apaches ; elles sont belles et gaies. Impression de déjà vu – l'histoire des cow-boys et des indiens – effacement d'une culture. Je pense aux immémoriaux de SEGALEN. Suis-je en train de vivre les derniers instants d'une culture ? Ne suis-je pas l'instrument du progrès : mondialisateur, destructeur et donneur de leçons ? Insensible au sensible des cultures et des hommes. Retour à la réalité du moment : le rythme des percussions me prend aux tripes ; le batteur s'agite, une vieille tong dans la main droite, il bat le tempo. A côté de lui, son acolyte frappe avec frénésie sur une plaque de four rouillée. Le troisième a un tambour où est scotchée une étiquette ADP (Aéroport De Paris) ; « Il revient de Marseille pour un rituel », me précise Sophie en me tendant un œuf dur, « ça fait 20 ans qu'il fait ça. » Il y a des résistants là-bas, à Marseille – espoir. Je m'appuie sur le mur et éteins malencontreusement la lumière : cris, rires de la foule. Les *Mzungus*, ils n'ont peut-être pas de *djinns*, mais il font des bêtises… Une vieille dame en sueur m'embrasse, une autre se gave de sang coagulé puis lèche goulûment l'assiette en carton : le *djinn* avait faim. Quatre ou cinq personnes sont accroupies sur la natte. L'encens enfume la pièce, c'est la dé-transe ; « la Goulue » tombe par terre. On la retient, on la soutient : le *djinn* sort, ça fait mal. Il faut défaire les attributs, les nattes dans les cheveux ; ça fait visiblement mal. On masse « les possédés » aux articulations, puis on se passe un broc d'eau bleu-Klein, on lui enfile une giclée dans le visage ; ça y est, le *djinn* est sorti. Non il revient, c'est un autre ; le *djinn* enfant s'énerve : il n'a toujours pas eu de bonbons. Il chouïne. Sophie m'explique : « il est jaloux car sa copine en a eu trois ». La femme « petite fille » pleure à chaudes larmes. Un vieux monsieur soutient un jeune homme qui lui aussi est en pleurs – allures de psycho-drame. Ca rit, ça crie, ça se dé-transe, ça se retranse, ça se transforme. Je suis là, ça ne les gêne pas. « Fais attention tu vas attraper un *djinn* si tu t'approche trop », me lance ma voisine. Une femme au visage bariolé du masque de santal se dispute avec une possédée qui veut absolument l'enduire de Pompéïa : « elle ne veut pas attraper un *djinn*, le parfum, ça les attire… ». Le ton monte – elle s'éloigne – la possédée reprend la transe : la fête bat son plein. Tiens, voilà Arthur, le trisomique de la région. On l'aime bien, Arthur. A Petite Terre, il a sa place. 35 ans, habillé de rouge lui aussi, il veut danser. Pourquoi pas ? On est gentil avec lui, mais il ne peut pas être possédé, lui. Je le reconnais, il était sur la cassette à propos de la santé mentale à Mayotte que j'ai visionnée la semaine dernière dans le bureau du directeur de RFO. Il est là, il ne gêne personne – il fait sa vie. Il a une place au sein du groupe : sa place. Je comprends mieux la tolérance des Mahorais vis-à-vis de la « crise » aiguë psychiatrique dans l'île ; dès leur plus jeune âge ils assistent aux transes ; ça ne leur fait pas peur, la folie. Ce n'est pas la personne qui va mal : c'est l'esprit qui l'a prise comme monture. Ils sont en quelque sorte vaccinés. Certains remplissent des sacs en plastique de moitiés de gâteaux, d'œufs, de pop-corn. Je connaissais les *« doggy-bags »*, mais pas les *« djinnis-bags »* ! On cherche les pièces de monnaie, on les glisse au *Fundi* qui ouvre un petit porte-monnaie en cuir jaune. Il a un panier rempli de flacons d'eau de Cologne Pompéïa qu'il distribue. C'est sa fête : au diable l'avarice ! Une vieille me demande si j'ai une voiture pour la ramener : « Non, je suis en taxi, comme tout le monde » ; ça sent la fin, le retour progressif à la normale. Le jeune homme en tee-shirt « Chirac Sécurité » est maintenant de nouveau tiré à quatre épingles :

pantalon tergal, chemise bien repassée, attaché-case ; il rentre chez lui, sa famille l'attend. Ses *djinns* sont apaisés, repus, pour quelque temps. Il faut faire toute sa vie avec ses *djinns*. On ne s'en débarrasse pas comme ça de ses *djinns*, même si on est comme lui adjoint au Maire. Un autre repart dans son 4X4 flambant neuf de démoustiqueur de la DDASS - Direction Départementale de l'Action Sanitaire et Sociale. C'est un *djinn* de fonction celui-là ou de service ? Silence soudain – dissolution – disparition – effacement – impression d'avoir rêvé. Me voilà sur la barge. Au loin, les lumières de la capitale – Mamoudzou. Les fonctionnaires dorment, tranquilles. Demain, 5h30, tout le monde au travail. Les *djinns* ? Les Tam-Tam diables – personne n'y croit : c'est du passé. Pourtant, samedi prochain, on a un autre rendez-vous, et tout le monde (mahorais) y sera. Résistance passive – résistance tout court : les *djinns* en ont vu d'autres, ils savent s'adapter et les changements semblent les renforcer.

Si nous pouvions, dans les années 2000, parler librement des *djinns*, la pression venait plutôt du côté occidental qui rejetait ces « croyances animistes primitives qui devaient disparaître d'elles-mêmes avec le progrès et l'éducation » (croyance laïque ?). Actuellement, ils sont plutôt menacés par l'islam fondamentaliste (l'islam de l'archipel des Comores tolérait jusque-là les *djinns*, mais avec l'islamisation actuelle, il semble qu'il y ait moins de tolérance, voire des persécutions (ostracisme) à l'encontre des « possédés ». Par exemple, les personnes qui avaient témoigné de l'omniprésence des *djinns* et des rituels de transe à Mayotte dans le film « La porte des *djinns » de Geneviève* Wiels, sont depuis interdits de séjour dans l'île car leurs discours étaient soit-disant *« non conformes à l'islam »*.

Cas Cliniques

Nous avons remarqué que les adolescents qui présentaient des troubles psychotiques aigus (11) n'avaient souvent pas eu leur période *banga-banga*.

Ainsi, **Ali, 21 ans, jeune instituteur** du centre de l'île, présentait un délire mélancoliforme, écrasé par le poids des responsabilités familiales depuis le décès de son père, trois ans auparavant. Il nous demandait de l'hospitaliser en psychiatrie à la Réunion ou en métropole car, à Mayotte, il n'y a pas de structure adaptée, et ceci afin d'avoir « sa bulle » à lui à l'écart de ses proches. Il a commencé à aller mieux dès que la famille, devant son état et sur les conseils du *fundi* (12), l'a installé dans son *banga*.

Un autre facteur d'entrée dans la psychose pour les jeunes mahorais est l'**expatriation** quand ils partent en France métropolitaine ou dans les pays arabes, pour ceux qui n'ont pas de papiers français, comme les Comoriens des îles voisines. Véritable voyage initiatique pour certains déjà fortifiés par la période *banga-banga*, il peut être pathogène pour d'autres qui n'ont pas fait l'expérience de séparation, d'autonomisation de la case d'adolescent. Il y a aussi ceux plus âgés qui vont à La Mecque et qui décompensent là-bas, équivalent pour les musulmans du syndrome de Jérusalem. Comme quoi, chaque culture désigne à ses membres une destination où il est plus facile de vaciller qu'ailleurs. Florence, Jérusalem et l'Inde pour les occidentaux (17) ; Paris pour les Japonais ; la France métropolitaine et la Mecque pour les jeunes mahorais. Dans tous les cas, ceux qui ont fait le voyage initiatique du *banga* semblent mieux armés pour affronter le monde et ses contraintes.

Le « Maki » Moussa a vite été surnommé par les soignants mahorais « le Maki », nom donné aux lémuriens (18) de Mayotte, car il était enfermé dans la chambre d'isolement du service de médecine et bondissait dans sa cage, tout en poussant des grognements qui ressemblaient à ceux des makis. Cet état de fait a duré dix jours malgré une intense imprégnation neuroleptique. Ce tableau de bouffée délirante aiguë a brutalement cédé après une série d'entretiens avec la famille au cours desquels Moussa n'a fait qu'écouter en grognant. C'est un jeune homme de quinze ans, arrivé en catastrophe d'Anjouan, l'île voisine, pour se soigner d'un diabète insulino-dépendant découvert au décours de cette hospitalisation. C'est à l'annonce du diagnostic et de la nécessité d'un traitement par insuline à vie qu'il débute ce tableau délirant. Les troubles sont mis dans un premier temps sur le compte d'un syndrome confusionnel. Il n'a cependant jamais été désorienté, ni dans le temps, ni dans l'espace. Il n'y a pas d'insuffisance rénale et l'urémie, dont l'élévation peut entraîner ce type de troubles, est normale. La thématique principale du délire est de tonalité persécutive : il pense qu'on l'a mis à la prison de Majikavo (il est en situation irrégulière et il est venu d'Anjouan en *kwassa-kwassa* (19)). La cellule d'isolement est bien « sécurisée » (20), comme on dit à Mayotte avec des barreaux aux fenêtres, et a des allures de geôle. Il est halluciné et cherche sous le lit, sous les draps, l'origine de ces bruits (des voix ?) auxquels il répond par des grognements. Il n'a jamais été agressif, mais son état d'agitation permanent a mobilisé et épuisé l'équipe d'infirmières pendant la durée de l'hospitalisation. Au décours de cet épisode, la famille a décidé d'organiser, à distance, dans son île d'origine, une cérémonie avec les *fundi*, les tradi-praticiens locaux entremetteurs avec les *djinns*, les esprits... J'ai eu régulièrement de ses nouvelles par le médecin du dispensaire qui, peu après sa sortie de l'hôpital, a arrêté tout traitement neuroleptique. Moussa allait bien et vivait enfin dans son *banga* construit après cette crise (alors qu'auparavant il vivait avec sa famille) sur les conseils du tradipraticien. Il n'a pour le moment plus présenté de trouble de la lignée psychotique. Il est assez fréquent que, lors d'épisodes délirants ou lors de possession, le patient émette des grognements de maki, comme j'ai pu le constater par la suite, chez les hommes, mais surtout chez les femmes. Cependant, les possessions par les *djinns*, contrairement aux tableaux aux allures de bouffée délirante aiguë, sont limitées dans le temps (quelques heures, voire quelques jours). Ce sont des moments de délires « contrôlés » en quelque sorte, bien tolérés par les proches qui savent que leurs parents sont « agités » par des esprits qui les prennent comme monture (21) : la crise va passer à condition de faire alliance avec le *djinn* lors de cérémonies, *patros ou thrumbas*, selon l'origine ethnique de la famille.

Un autre exemple est celui de **Samir, alias Ben Laden**, qui s'est réfugié dans l'intégrisme (ou qui a peut-être colmaté sa psychose dans l'intégrisme). Lui non plus n'a pas eu sa bulle, sa période *banga-banga*. J'ai rencontré « Ben Laden », 22 ans, aux urgences de l'hôpital de Mamoudzou peu de temps après mon arrivée à Mayotte, en Septembre 2001. Il venait de mordre quatre gendarmes dans un contexte d'agitation délirante, mû par la volonté de soutenir l'action des islamistes qui venaient de frapper les *« Twin Towers »* de New York quelques jours plus tôt. Allongé sur un brancard, Samir est tourné contre le mur. Il vient d'y passer la nuit, ligoté sommairement. Il est maintenant détaché, calmé par une injection de neuroleptiques. Des marques aux poignets, témoignent de l'intensité du combat. Son père qui travaille dans l'agriculture veille sur lui, silencieux. Visiblement inquiet, il semble n'avoir pas dormi depuis plusieurs jours et ne comprend pas l'extrémisme de son fils. Tout a commencé après son séjour à la Réunion, deux ans plus tôt. A cette époque, il avait fait une bouffée délirante ayant nécessité son hospitalisation en milieu spécialisé à la Réunion (13) (c'est ce que demande le médecin du dispensaire de son village qui nous l'adresse : « de l'EVASANER à l'Hôpital Psychiatrique de la Réunion… »). Samir refuse de me serrer la main et de me parler car je suis « un infidèle et la Guerre Sainte est déclarée »... Il est halluciné : des voix lui disent qu'il est « L'allié de Ben Laden ». Il est cependant tranquille et accepte, non sans réticence, quelques jours d'hospitalisation dans l'une des deux chambres d'isolement en Médecine du Centre Hospitalier de Mamoudzou (14). Sa famille restera à proximité, comme cela se fait fréquemment à Mayotte. Les entretiens sont pauvres : il est presque mutique mais on ne note pas de négativisme (refus psychotique de communiquer) et sortira trois jours après, avec un traitement par neuroleptique retard. Je le revois, comme prévu, deux semaines plus tard, au dispensaire de secteur où je lui ai donné rendez-vous. Il avait accepté de me revoir et avait donné sa parole qu'il prendrait son traitement. C'est à cette condition que je l'avais laissé repartir. Arrivé en retard au dispensaire, j'apprends qu'il est parti fâché après m'avoir attendu une demi-heure. Il est maintenant midi, l'heure de la deuxième prière (*Adour*) à la mosquée. Je décide avec l'éducatrice de santé de me rendre chez lui. Il n'a pas de banga et vit encore avec sa soeur chez les parents. La maison est vide, nous nous asseyons au milieu des poules, des chèvres avec en toile de fond le lagon. Le chant du muezzin nous tire vers l'ailleurs… Samir arrive une heure plus tard, au moment où, tenaillés par la faim, nous avions décidé de partir. Nous l'apercevons, précédé de sa mère au bout du petit chemin de latérite qui monte vers la maison. Il est vêtu tout de blanc et porte un foulard palestinien sur la tête. Il sourit en nous voyant, rassuré par le fait que nous ayons tenu parole. Tranquille, il nous offre un verre d'eau. Il a un peu de duvet au menton : son statut de *djaula* (15) l'y oblige, et il paraît plus jeune ici qu'aux urgences de Mamoudzou : il me fait penser à un poussin tombé du nid … Il rit carrément aux éclats quand je lui dis que je l'appelle Ben Laden depuis notre première entrevue. Cela ne le choque pas - car dans son village on le surnomme comme cela depuis les évènements, (à

Mayotte il est d'usage de donner des surnoms qui restent toute la vie) et cela semble même lui faire plaisir. Je lui fais remarquer qu'il a changé d'attitude à mon égard, lui demande s'il se souvient de son épisode délirant. Il regrette ce moment de violence mais défend ses positions intégristes car il s'inquiète de tous les changements actuels à Mayotte et il n'a pas envie de voir son île devenir comme La Réunion ou la Métropole avec le matériel, la modernité... « *Ce n'est pas une crise de folie que j'ai faite, c'est une prise de conscience ce jour-là… et nous, les intégristes, luttons contre tout cela…* ». Il n'est plus délirant, ni halluciné, et sa mère trouve qu'il va bien maintenant.

Je lui fais remarquer qu'il peut facilement être manipulé par des terroristes et lui parle des années 1970 en métropole, époque de ma propre adolescence et de ma propre révolte contre le système. Je me reconnais dans ses interrogations et lui en fais part : je sens que mon propos résonne et que je touche la corde sensible. Je sais bien (et ce n'est pas mon but) que je ne peux pas le faire changer d'avis, mais je lui précise que, même à la mosquée avec ses frères musulmans, s'il va mal sur le plan psychique, on le mettra à l'écart. Il accepte cette fois avec plaisir de venir me consulter un mois plus tard.

Je le reverrai, deux ou trois fois, seul puis avec un jeune de son âge. J'apprendrai qu'il a été victime d'un abus sexuel par un oncle, dans l'enfance, mais il ne veut pas porter plainte.

La dernière fois que j'ai eu de ses nouvelles il était reparti avec son ami dans la *madrassa* (16) qu'il fréquentait à la Réunion.

Jacky, 8 ans, vient consulter à Paris accompagnée par sa grand mère et son père. Ils désirent avoir l'avis d'un pédo-psychiatre qui connaît bien le contexte culturel car Jacky présente des idées suicidaires depuis son retour de vacances à Mayotte, en février, où elle est allée voir sa mère pendant 15 jours.

Jacky est, en effet, née là bas d'une mère comorienne et d'un père muzungu ; elle vit dans sa famille paternelle depuis un an et demi. Jacky était en pleurs sur le tarmac de l'aéroport « et ne veut plus retourner vivre là-bas, sinon elle se suicide car on l'a mariée de force à un homme plus âgé, après l'avoir examinée pour vérifier sa virginité en lui faisant respirer des fumigations » (anesthésiantes ?). On l'a également frappée avec du fil électrique à l'école coranique car elle ne connaissait pas le coran par cœur. Elle s'inquiète surtout pour son jeune demi-frère resté là-bas, coincé entre son *banga* tôle et l'école coranique qui, lui, n'a pas la chance d'avoir un père français.

La grand mère médecin gynéco-obsétricienne m'a connu à Mayotte où elle travaillait et assistait aux conférences que j'organisais, les mercredi de Mamoudzou, séminaire ouvert à tous au cours desquels j'invitais des médecins, ethnologues, écrivains mais aussi sorciers, pour nous parler de sujets sur Mayotte, les Comores, l'exil... Jacky arrive donc un mardi en fin de matinée après 5 h de route, depuis le centre de la France ou elle habite, pour une consultation au Centre Médicaux Psycho-Pédagogique - CMPP.

C'est une petite fille joyeuse qui explique d'emblée la situation : elle est française, vit chez sa grand-mère paternelle à côté de Clermont-Ferrand et il est hors de question qu'elle retourne vivre avec sa mère à Mayotte sinon elle se suicide… elle veut bien la voir pendant les vacances, de préférence en France, mais ne veut pas revivre le cauchemard qu'elle a vécu lors des vacances de février dernier : mariage forcé, examen gynécologique « traditionnel » sous fumigations, masturbation avec la jambe pendant la nuit par sa mère « pour la préparer », école coranique avec son cortège de sévices corporels : *« si la 2ème fois tu ne connais pas le passage du coran que tu dois apprendre par cœur, le fundi te frappe avec des fils électriques »* explique-t-elle en me montrant ses cicatrices au poignet : trois petits traits blancs d'un millimètre de large. Jacky a totalement oublié sa langue maternelle, le *shimahoré*, et ne parle plus que le français ce qui m'étonne : des mots simples comme *« gégé bouéni »* (bonjour madame), ou *« monié »* (monsieur), ne lui disent rien.

Sa détermination est surprenante pour son âge : la seule ombre au tableau de cette volonté de ne plus vivre là-bas (excepté en vacances pour voir sa mère), c'est son petit frère qu'elle culpabilise d'abandonner à son sort à Tzounzou dans la case en tôle où ils vivent. Nous la rassurons : une procédure est en cours et elle ne verra sa mère que dans un lieu médiatisé et en métropole dans un premier temps.

« Vous comprenez, me dit-elle, maintenant que je vis ici, pour le mariage, on peut me vendre plus cher… ». Difficile pour une personne ne connaissant pas les us et coutumes de Grande Comore (le grand mariage) de comprendre que, malgré tout cela, la mère de Jacky n'est pas plus maltraitante qu'une autre.

Aux Comores, on n'est pas dans le Romantisme à la française, ce qui explique le décalage et le choc des cultures qui n'est pas prêt de s'estomper surtout si l'islam radical s'en mêle...

Conclusion

Notre écoute de *muzungu* peut avoir une efficacité thérapeutique sur de jeunes patients mahorais en crise qui se trouvent à la charnière de deux cultures : traditionnelle, rurale et musulmane d'un côté, moderne, citadine et rationaliste d'autre part.

Crises dues à l'exil, à la confrontation avec un autre monde, en situation irrégulière clandestine et « coupable » sur l'île, comme « le Maki » qui semble avoir été rassuré par le fait que, confronté à la mort (diabète insulino-dépendant non soigné sur son île d'Anjouan), on le confirme dans le fait qu'il n'avait pas d'autre choix que de « venir risquer sa vie » à Mayotte.

Crise d'identité face à un monde en pleine mutation et au changement trop rapide du paysage (social et territorial) de l'île en quelques années. Le repli vers l'extrémisme islamiste, catalysé par « Ben Laden » qui a mis en acte le fantasme de l'attaque de front, est alors repris à son compte par un jeune comme Samir qui aurait pu, s'il avait été un jeune Européen dans les années 1970, glisser vers l'action directe (Brigades Rouges ou Bader-Meinhof). On retrouve chez lui cette naïveté propre à la jeunesse. Il ne faut cependant pas nier une possible pathologie psychiatrique sous-jacente qui prendrait ce biais pour s'exprimer. Mais seul l'avenir pourra confirmer un diagnostic de psychose.

Notre rôle, dans le paysage thérapeutique que nous propose cette île (*fundi*, médecins, religieux et enfin psychiatres), est certes modeste mais semble indispensable pour permettre d'intégrer la réalité parfois rude et cruelle d'une modernité dont nous sommes en quelque sorte à la fois les victimes et les acteurs, modernité que nous avons pu cependant « digérer » en quelques générations, alors qu'ici tout s'accélère en quelques années, le temps parfois du passage de l'enfance à l'âge mûr. Les adolescents reconnaissent en nous l'adulte qui « sonne juste » et qui sait « faire vibrer l'harmonique » de sa propre adolescence, même si elle a eu lieu à dix mille kilomètres de là.

Face à la modernité, il y a recrudescence des *« Tam-Tam Diables »*, les cérémonies des *djinns*, et les *bangas* fleurissent partout dans la campagne (24). Même dans les nouvelles architectures modernes, on voit pousser au sein de l'enclos du jardin (25) un espace qui sera consacré à l'adolescent.

Même si les cultures s'uniformisent actuellement à partir des catégories occidentales, cette case pour adolescents, typique de l'archipel des « îles de la Lune » qui a déjà résisté à l'invasion musulmane du XIIème siècle, résistera bien à la mondialisation, pour le plus grand bonheur des jeunes, non seulement de Mayotte, mais aussi de Métropole, qui reconnaîtront là un besoin universel du jeune humain.

Quant aux *djinns*, on n'a pas fini d'en entendre parler car, malgré l'occidentalisation de Mayotte, ou faudrait-il dire, à cause de celle-ci, les rites de possession sont loin de disparaître. Par leur adaptabilité, ils sont un mode de communication qui trouve sa place dans une société mahoraise entre tradition et modernité, laissant un espace de liberté à une parole qui ne pourrait s'exprimer dans un cadre plus rigide comme le fondamentalisme.

Annexes

(1) République Islamique des Comores jusqu'en 1999, et depuis « Union des Comores » contituée d'Anjouan, de la Grande Comore et de Mohéli..
(2) Les habitants de Mayotte.
(3) M'uzungus : Européens, blancs ; à Mayotte le plus souvent Français
(4) Sorte de poche amniotique délimitant le territoire de la maison qui appartient à la mère (matrilinéarité).
(5) Terres mises à nu par l'érosion.
(6) La parentèle et la classe d'âge, *shikao.*
(7) L'équivalent des tags ?
(8) La pièce de tissu dont se drapent les femmes comoriennes.
(9) C'est-à-dire où le collectif prime sur l'individu.
(10) *N'guya pani* : pénétration, intromission dans une maison jeune, vierge.
(11) La folie dans le sens propre du terme : massera, une folie non contrôlée. Selon les croyances à Mayotte ces troubles seraient dus au *shetwane (de Satan* en arabe), avec lequel on ne peut pas faire alliance (et qu'il faut exorciser), à ne pas confondre avec les crises de possession par les Djinn, esprits avec lesquels on peut faire alliance (adorcisme) après les avoir identifiés lors de rituels comme le *trumba* malgache ou le *patros* comorien.
(12) Maître, savant, dans une discipline qui peut utiliser, enseigner ou appliquer ses connaissances, ici le fundi des Djinn.
(13) Les patients de Mayotte étaient jusque là « Evasanés » (c'est-à-dire EVacués SANitairement) vers la Réunion, vue l'absence de structures adaptées dans l'île.

(14) Mamoudzou est la « capitale » de Mayotte, située sur Grande Terre.
(15) Musulman intégriste.
(16) Ecole coranique.
(17) Pour plus d'informations sur la psychopathologie du voyage, cf. Fous d'Inde.
(18) *Eulemur Fulvus Fulvus* est endémique à l'île de Mayotte.
(19) Les barques illégales utilisées par les passeurs.
(20) Est « sécurisée » une maison protégée contre le vol avec au minimum : - des barreaux aux fenêtres, de diamètre suffisant pour ne pas être écartés à l'aide d'un cric de voiture, - des serrures et des gonds résistants aux coupe-boulons, - un gardien présent jour et nuit, - un chien, ou de préférence une meute de chiens, lâchée dans le jardin (un seul chien pouvant facilement être empoisonné)
(21) « chaise » comme on dit à Mayotte
(22) Entre notre réalité intérieure et la réalité extérieure, il existe un espace intermédiaire décrit par Winnicott : l'espace potentiel. Ce lieu transitionnel permet d'atténuer le choc entre notre intériorité et l'extériorité. Il nous aide à accepter petit à petit la Réalité telle qu'elle est tout en y projetant nos désirs et nos fantasmes.
(23) Dans ce film, *Peter Pan*, devenu adulte, doit retourner dans *l'île du Jamais Jamais*, mais il ne se souvient de rien et doit réapprendre à faire appel à son imagination car le *Capitaine Crochet,* lui, n'a rien oublié et a capturé ses enfants dans le but de se venger.
(24) cf « Le Banga », p.197-220 ; « *Les Madjinni » à Mayotte* p.222-241 ; Revue Etudes Océan Indien 33-34, Paris 2003.
(25) *Le Shandza.*
(26) Formule de politesse à prononcer avant d'entrer dans une maison à *Mayotte.*

Bibliographie

AIRAULT R. Fous de l'Inde, Délires d'occidentaux et sentiment océanique, Paris, Ed Payot, 2000.

AIRAULT R. Mayotte terre d'asile sans asile, Etudes Océan Indien n°33-34, Revue de l'INALCO, Paris, février 2003.

AIRAULT R. Faire une pause dans sa vie ; au pays de la lune à l'envers, Paris, Ed Payot, 2004.

AIRAULT R. Survenir adolescent dans l'entre-deux culturel, actes du Colloque De l'âge de raison à l'adolescence, quelles turbulences à découvrir ? , dir. Bergeret Amselek C., Ed Erès, Paris 2005.

AIRAULT R. Psychiatrie tropicale, p.909-915, Médecine tropicale 6ème édition, dir. Gentellini M. et Caumes E., Paris, Ed Lavoisier, 2012.

AIRAULT R. Itinéraires thérapeutiques à Mayotte, p.163-172 in Psychanalystes, gourous et chamans en Inde, Revue CHE VOI, Paris, 2007

AIRAULT R. Les Bangas de Mayotte, revue Enfances & Psy No 35, Paris, 2007

ALLIBERT C. Mayotte, plaque tournante et microcosme de l'Océan Indien Occidental - son histoire avant 1841, Paris, Ed. Anthropos, 1984

BLANCHY S. La vie quotidienne à Mayotte, Paris, L'Harmattan, 1990.

BOUFFART S. Djinn et possession à Mayotte. Comores, le rite du Patrosi pérennité et changements, Mémoire de maîtrise, Université Paris X, 1999.

BOUFFART-KLEIN S., Les « Madjinni » à Mayotte, p.221-241, Etudes Océan Indien n°33-34, revue de l'INALCO, Paris, février 2003

CASSAGNAUD J., Le Banga, Expression d'un rite de passage, p.197-213, Etudes Océan Indien n°33-34, revue de l'INALCO, Paris, février 2003.

CHANUDET C., Le banga forme emblématique de la culture mahoraise, p.213- 220. Etudes Océan Indien n°33-34, Revue de l'INALCO, Paris, février 2003.

EPELBOIN A « Possession par des djins en région parisienne », in « Soigner au pluriel, essai sur le pluralisme médical », sous la direction de J.Benoist, Karthala, Paris, pp 393-424, 1996

EPELBOIN A. « Médecine traditionnelle et coopération internationale », bulletin Amades n°50, Aix en Provence, p.2-5, 2002.

FREUD Sigmund, Malaise dans la civilisation, 1929, Paris, PUF, 1983.

HELL B. Possession & chamanisme : les maîtres du désordre, Flammarion, Paris, 1999

HORY Jean-François, ABAD Laurent, Des maisons et des hommes, Les Editions Mahoraises, 1997.

LAMBECK M. Human spirits: a cultural account of transe in Mayotte, Cambridge University press, 1981.

LAMBECK M., Knowledge and practice in Mayotte: local discourses of Islam, sorcery and spirit possession, Toronto University Press, 1993.

PICHART JC., CIDEY G., LE FUR Y., Bangas, Mayotte, Ed B'wi, 1989.

REVERZY J-F., MAUVISSEAU F., PAYET G., « Psy 97.6 », Rapport de mission évaluation psychiatrique à Mayotte, St Pierre de la Réunion, 1993.

VIDAL J-M., L'adolescence à Mayotte : histoire, changement et paradoxes. Une étude anthropoclinique de l'identité, Thèse de doctorat en anthropologie, Université de Montréal, 265 p, 1994.

VIDAL J-M., L'adolescence à Mayotte : entre la continuité et le changement : la résistance et la médiation culturelle, Les cahiers d'anthropologie n°3, p.57-68, 2000.

WINNICOTT D.W. Jeu et réalité, L'espace potentiel, Paris, Gallimard, 1975.

ZEMPLENI A. La maladie et ses causes, L'Ethnographie, p. 13-44, 1985.

ZEMPLENI A. Le sens de l'insensé, de l'interprétation magico-religieuse

Sophie BOUFFART, Ethnologue
TABLEAU DES DJINS (Annexe 1)
8ème mercredi de Mamoudzou

Thérapies traditionnelles à Mayotte
15 octobre 2003

(On est possédé au minimum par deux djins, au maximum par quinze)

CATEGORIE D'ESPRIT (DJINN : MADJINI)	**DESCRIPTION**	**ATTRIBUT**	**FONCTION SOCIALE**	**TRAITE-MENT**	
TRUMBA	Esprit d'un Noble Malgache mort, ex : Andrianatsoly	Consomme des cigarettes et de **l'alcool** (rhum, gin, bière). Encens : *imbuki*	Politique	**Adorcisme (*Rumbu*)**	**ADORCISME = Alliance avec les esprits - Plutôt névroses ou pbs familiaux**
		Marques corporelles au **kaolin**	mais surtout		
		Revêt des habits rouges et/ou blancs, de marins, des chapeaux…			
		Musique Malgache (instruments modernes)	**Thérapeu-tique**		
PATROSI	Esprit jamais incarné résidant à Mayotte	Consomme des aliments, du sang, de l'eau de Cologne de marque **Pompeïa**, de l'eau de rose.	**Politique**	Adorcisme (*Ngoma)*	
		Habits rouges et/ou blancs… Encens : *ubani*	et		
		Musique traditionnelle (tambour : Ngoma)	**Thérapeu-tique**		
		Organisés en familles et villages. (Ziara : lieux sacré) Les patrosis sur animaux sont rares			
MUGALA	Même catégorie que Patrosi mais résidant à Anjouan	Consomme du lait, du sucre, mais pas de sang	**Thérapeu-tique**	Adorcisme	
		Musique traditionnelle (tambour).			
SHENGE	Esprits d'anciens rois de Mayotte, ex : Mawana Madi	Chiquent du tabac, des feuilles de bétel avec des noix d'arec et de la chaux, mais pas de sang.	**Politique**	Adorcisme	
RAHUANI	Esprits très musulmans originaires de Grande Comore.	Pureté : S'habillent en blanc, jeûnent, se lavent, prient	Politique et thérapeutique	Adorcisme	

<table>
<tr><td>MWANAISSA
(Esprits de la forêt)</td><td>Petits nains couverts de poils, avec les pieds à l'envers et un côté du corps plus développé que l'autre</td><td>Parlent du nez,
Se nomment kalanuru et kakanuru à Madagascar,
peuvent être esclavagisés à des fins commerciales</td><td>Ecologique</td><td>possèdent rarement, pas d'attaque, Offrandes</td><td>Personnage rusé, malin</td></tr>
<tr><td rowspan="3">MASSERA (Folie)</td><td rowspan="3">Incommunicabilité, n'a pas de nom</td><td>Serapundra
Mtrumama (femelle): doux</td><td rowspan="3">Folie</td><td rowspan="3">Exorcisme</td><td rowspan="5">EXORCISME
=
Pas d'alliance possible (plutôt psychose)
Rites de purification, fumigations, bains avec plantes puis en mer (sentent mauvais)</td></tr>
<tr><td>Seraukuhu
Mtrubaba (mâle): plus fort</td></tr>
<tr><td>Seranyombe
(bœuf): le plus violent</td></tr>
<tr><td>SHETWAN (Satan)</td><td>Incommunicabilité, n'a pas de nom</td><td>Ex : Bahari : shetwane de la mer ; Gombe Ndrume : djin de l'épilepsie.</td><td>Maladie, malheur</td><td>Exorcisme</td></tr>
<tr><td>MUFU, le mort</td><td>Rare à Mayotte. N'a pas de nom. Fréquent en Grande Comore</td><td>Discours à caractère sexuel ou morbide, souvent violent avec automutilations</td><td>Maladie violente</td><td>Exorcisme (plusieurs techniques)</td></tr>
</table>

<table>
<tr><th><u>TRADIPRATICIENS</u>
(1er RECOURS)</th><th>CAUSES
(DIAGNOSTIC)</th><th>RECOURS</th><th>TRAITEMENT</th></tr>
<tr><td rowspan="9">Mwalimu dunia

(Magnagui) = Astrologue Soigneur

Tradipraticien généraliste</td><td>Volonté divine</td><td>Fundi coranique

(Fundi Fiki)</td><td>Utilise la force intrinsèque des textes du coran (Hirizi)</td></tr>
<tr><td>Génies malfaisants (Possession)</td><td>Fundi wadjini
(Maître des djinns)</td><td>Rituels : Adorcisme (patros, trumbas)

Ou exorcisme (shetwanes)</td></tr>
<tr><td colspan="2">Malveillance des hommes
Sorcellerie</td><td>Sorts, gris-gris
Contre sorts</td></tr>
<tr><td colspan="3">Dzitso (mauvais œil)
Transgression des tabous
(Miko ou Fadi)</td></tr>
<tr><td>Désir sexuel Chahawa ya pundra
Crises et convulsions infantiles (Ngombe drume) (kifafa)</td><td></td><td></td></tr>
<tr><td colspan="2">Fundi wauhandralia</td><td>Massages
(femmes, bébés)</td></tr>
<tr><td colspan="2">Fundi wa gnonga</td><td>Saignées, ventouses</td></tr>
<tr><td colspan="2">Kiné = par exemple
Fundi Kolomanti
(M'tsangamouji d'origine,
travaillait avec les esprits
(Mwanaïssa)</td><td></td></tr>
<tr><td>Maladie naturelle ou
Maladie de Dieu</td><td colspan="2">Médecine des plantes
Phytothérapie classique ou à portée magico-religieuse</td></tr>
<tr><td colspan="2"><u>SOMATICIENS</u> « hôpital »
Médecin de dispensaire
Médecin de ville</td><td colspan="2">Médecin des Urgences
Médecin de l'Hôpital</td></tr>
<tr><td colspan="2"><u>CENTRE DE SANTE MENTALE</u>
Psychiatre
Psychologue
Infirmier psychiatrique

<u>RESEAU + TRADIPRATICIENS</u>
Tenir en compte des rituels dans la prise en charge du patient
Djinns dans la famille = souvent ATCD psychiatriques familiaux</td><td colspan="2">Psychiatrie de liaison (CHM)</td></tr>
</table>

<u>Les recours thérapeutiques à Mayotte</u>

Conclusion

Lors d'un séjour à Pondichéry, il y a quelques années, des habitants du quartier franco-pondichérien de la ville nous avaient alertées sur un phénomène ayant lieu dans des familles tamoules : le suicide de leurs jeunes filles.

Celles-ci avaient suivi leur scolarité à l'école française et habitant avec leurs familles, elles avaient reçu une éducation traditionnelle indienne. Elles suivent toujours leur scolarité à l'école française et habitent toujours chez leurs parents.

Au terme de leur scolarité, le choix de poursuivre leurs études à l'université ou de s'engager dans la vie sociale ainsi que le choix de vie comme futures épouses se posent.

Les familles souhaitant vivement maintenir l'identité indienne arrangent le mariage de leurs filles avec d'autres familles de même condition sociale.

Ces jeunes filles ou acceptent et il n'y a pas de souci ou refusent et là les difficultés commencent pour elles et les leurs.

Si certaines finissent par accepter les contraintes du mariage imposé par l'injonction parentale, certaines refusent et prises dans désespoir, se suicident.

Nous avons pu constater que le phénomène demeure encore dans les milieux des familles pondichériennes en Inde même, mais, aussi, en France et à Maurice, le phénomène reste toujours très sensible.

En revanche, à la Réunion, la créolisation fait son chemin et le problème ne semble pas aussi aigu et à Mayotte, les jeunes filles sont de tradition musulmane et l'on n'a guère observé de tentatives de suicide parmi elles.

L'on peut alors se demander si les usages dans le monde musulman sont plus stricts alors que dans le monde hindou, ils seraient plus libres ?

La question est difficile et nous n'y avons pas répondu. Ce pourrait faire l'objet d'une recherche.

En tout cas, à travers tous les textes présentés et qui font le livre, l'on prend conscience d'une tragédie pour ces jeunes filles et certaines sont conduites à se poser les mêmes questions vivant en France et côtoyant la grande liberté qu'ont leurs camarades français, en général, la souffrance qu'elles peuvent vivre mais sans jamais le mettre au devant de la scène publique.

Bibliographie

Bénédict, R. (1950) *Echantillons de civilisation*, Paris, Gallimard.

Bergeret, J. (1984) *La violence fondamentale*, Paris, PUF.

Bovay, M. (1993) *La réalité d'être adolescent*, Lausanne.

Brandibas, J. (2004) *Les morts ne sont pas morts* in Brandibas, Gruchet et Reignier, P. (eds).

Brandibas, J. (2003) Traité *de psychopathologie et thérapeutique réunionnaises*. Doctorat de Psychologie, Université de La Réunion, Saint-Denis, La Réunion.

Camilleri, C. (1990) *Stratégies identitaires*, Paris, PUF.

Camilleri, C., Vinsonneau, G. (1996) Psychologie et cultures, concepts et méthodes, Paris, A.Colin.

Chabrol, H. (2004) Comportements suicidaires des adolescents, Paris, PUF.

Choquet, M., Ledoux, S. (1994) *Adolescents*. Enquête nationale, Paris, INSEE.

Coslin, P., Vinsonneau, G. (1992) *Migrations et identités*. Introd. au Forum. Les jeunes issus de l'immigration en France, semblables ou différents ? 4ème congrès de l'ARIC ? Théorie, Méthodologie, Epistémologie de la recherche interculturelle, Liège, Belgique.

Delaroche, P. (1992) *Adolescents à problèmes*, Paris, A. Michel.

Deshaies, G. (1947) *La psychologie du suicide*, Paris, PUF.

Dubet, F. (1987) *La galère : jeunes en survie*, Paris, Fayard.

Durkheim, E., Neuburger, R. *Le suicide, étude sociologique*, Payot.

Erikson, E.H. (1968) *Adolescents et crise. La quête de l'identité*, Paris, Flammarion.

Eve, P. (1993) *Suicide et tentatives de suicide à l'île de La Réunion*, Paris, L'harmattan.

Ferenczi, S. (1929) *L'enfant mal accueilli et sa pulsion de mort*, Œuvres complètes, Paris, Payot, 1985).

Freud, S. (1985) *Trois essais sur la théorie de la sexualité*, Gallimard.

Freud, S. (1937) *Le moi et les mécanismes de défense*, Paris, PUF, 1985.

Gutton, P. (1991) *Le pubertaire*, Paris, PUF.

Huerre, P., Pagan-Reymond, J., Reymond, J. (1990) *L'adolescence n'existe pas ; l'histoire des tribulations d'un artifice*, Ed. universitaires.

Inhelder, B., Piaget, J. (1955) *De la logique de l'enfant à la logique de l'adolescent*, Paris, PUF.

Jeammet, P. Birot, E. (1994) *Etude psychopathologique des tentatives de suicide chez l'adolescent et le jeune adulte*, Paris, PUF.

Kestemberg, E. (1980) *Notule sur la crise de l'adolescent de la déception à la conquête*, Revue française de psychanalyse, 44, p. 523-530.

Lambin, M. (2004) *Aider à prévenir le suicide chez les jeunes*, Montréal, Ste Justine.

Lehalle, H. (1995) *Psychologie des adolescents*, Paris, PUF.

Malewska-Peyre, H. (1985) *Stratégies de construction de l'identité et insertion sociale de la 2ème* génération. Actes des 5ème journées intern. Vaucresson, CNFE.

Manço, A. (1997) *Stratégies identitaires et d'intégration psychosociale. Une approche constructiviste des valeurs et projets des jeunes issus de l'immigration. Cas des turcs de Belgique.* Université de liège, Dr en psychologie.

Marcelli, Braconnier (1999) *Adolescence et psychopathologie*, Paris, Masson.

Mead, M. (1963) *Mœurs et sexualité en Océanie*, Plon.

Mead, M. (1973) *Une éducation en Nouvelle Guinée*, Payot.

Mishara, B.L., Toussignant, M. (2004) *Comprendre le suicide*, Montréal, PU de Montréal.

Moron, P. (1975) *Le suicide.* Que sais-je ? Paris, PUF.

Petitclerc, J.M. (2005) *Et si l'on parlait du suicide des jeunes*, PU de la Renaissance.

Pommereau, X.(2003) *L'adolescent suicidaire*, Paris, Dunod.

Türsz, A. (1993) *Diverses approches du risque suicidaire à l'adolescence* dans Adolescence et risques, Paris, Syros.

Warzyniack, M. (1995) Psychopathologie de la schizophrénie et psychologie de l'adolescence, thèse pour le doctorat ès lettres et science humaines, Université de Lille III.

Annexes

Définition du suicide :
Du latin, sui de soi et caedere, tuer
Action de se donner soi même la mort.

Quelque rappel historique :
Le suicide n'a jamais été puni par la loi pénale française, seul l'homicide commis sur la personne d'autrui, c'est-à-dire le meurtre était punissable (article 221-1 du NCP)
Dès lors, la complicité dans le suicide est punissable.

C'est lors de la publication du livre « Suicide, mode d'emploi » au résultat duquel un grand nombre de suicides avait été relevé (les conseils donnés dans l'ouvrage avaient conduits de nombreux jeunes à passer à l'acte) que cette lacune dans la législation est apparue flagrante. En effet, la possibilité de poursuivre l'auteur du livre pour non-assistance à personne en danger était limitée car elle était subordonnée aux intentions des lecteurs.

Code pénal (NCP) :
Le législateur est donc intervenu par une loi du 31 décembre 1987 et a introduit dans le Code pénal 2 délits :

- **La provocation au suicide** : l'article 223-13 du NCP punit la provocation au suicide d'autrui. Il doit s'agir d'un acte de provocation direct s'adressant à une personne déterminée, soit en l'incitant à passer à l'acte, soit en lui fournissant les moyens d'accomplir son geste. La condition de l'incrimination est que le suicide doit être « tenté ou consommé ». la provocation au suicide est punie de 3 ans d'emprisonnement et d'une certaine amende, les peines sont portées à 5 ans d'emprisonnement et une somme plus importante, si la victime est un mineur de 15 ans. Le coupable encourt la privation de ses droits civiques, civils et de famille (article 223-16 du NCP) ainsi que de peines complémentaires de l'article 223-17 du code.

- **La propagande ou publicité** : l'article 223-14 du NCP vise directement l'hypothèse quel qu'en soit le mode en faveur de produits, d'objets ou de méthodes préconisés comme moyens de se donner la mort.

Ce texte a d'ailleurs été utilisé à l'encontre de l'éditeur du livre *« Suicide, mode d'emploi », condamné à la suite de la réédition de l'ouvrage (TGI de Paris, 1995 avril).*
Il s'agit d'une infraction formelle car le texte n'exige ni que les moyens préconisés soient réellement susceptibles de donner la mort ni que quiconque les ait utilisés ou n'ait tenté de les utiliser.
L'infraction est punie de 3 ans d'emprisonnement de d'une forte amende. Le coupable encourt l'interdiction des droits civiques, civils et familiaux (article 223-16 du NCP) ainsi que de peines complémentaires énumérés par l'article 223-17 du NCP.

Autres particularités :

Lorsque les délits de provocation au suicide de propagande ou de publicité sont commis par voie de presse écrite ou audiovisuelle, les dispositions particulières des lois qui régissent ces matières sont applicables en ce qui concerne la détermination des personnes responsables (article 223-16 du NCP) ainsi que les peines complémentaires énumérés par l'article 223-17 du NCP.

Océan Indien

aux éditions L'Harmattan

Dernières parutions

LA JEUNESSE ÉTUDIANTE ET L'INDÉPENDANCE DES COMORES
Djoumoi Ali Madi
Cet ouvrage retrace l'histoire du mouvement estudiantin comorien, l'ASEC (Association des stagiaires et étudiants comoriens), très actif dans les années 1970 et 1980, pour souligner le rapport existant entre le progrès de l'enseignement et la formation d'une conscience nationale en faveur de la décolonisation par la mobilisation pour la révolution nationale démocratique et populaire.
(Coll. Océan Indien, 26.00 euros, 250 p.,)
ISBN : 978-2-343-05247-2, ISBN EBOOK : 978-2-336-37332-4

MAYOTTE
État des lieux, enjeux et perspectives
Regards croisés sur le dernier-né des départements français
Sous la direction de François Hermet Préface de Françoise Rivière
Pendant des dizaines d'années, Mayotte n'a pensé qu'à la départementalisation : c'est chose faite depuis le 31 mars 2011. Bien que légitime ce combat politique d'un demi-siècle a vraisemblablement occulté tous les autres, en particulier celui relatif au développement de cet étroit territoire. Mayotte reste aujourd'hui la région française la moins avancée au plan économique et social. Par son positionnement interdisciplinaire, cet ouvrage propose une analyse globale des spécificités de Mayotte.
(25.00 euros, 244 p.)
ISBN : 978-2-343-05682-1, ISBN EBOOK : 978-2-336-37222-8

«LA GUERRE» DE 1811
Ou la révolution des esclaves de Saint-Leu, île Bourbon (La Réunion)
Gérard Gilles
Voici le résultat de recherches sur la seule révolte d'esclaves effective sur l'Île de la Réunion. En 1811, alors que l'île était sous domination anglaise, plus de 200 esclaves se sont dressés contre l'oppression du système esclavagiste. Cette révolte s'organisa dans les hauts de Saint-Leu, commune privée d'eau qui voyait les esclaves venant des propriétés diverses se rassembler quotidiennement au bassin d'eau et penser la révolte à l'abri des regards des maîtres. Les évènements se termineront tragiquement pour les révoltés.
(Coll. Historiques, 14.00 euros, 134 p.)
ISBN : 978-2-343-05484-1, ISBN EBOOK : 978-2-336-36870-2

LE COLONEL RATSIMANDRAVA HÉROS TRAGIQUE DU NATIONALISME MALGACHE
Saura André
Lorsque Philibert Tsiranana, président de la première République de Madagascar remet, le 18 mai 1972, les pleins pouvoirs au général Ramanantsoa, une nouvelle ère politique s'ouvre dans le pays. L'incompétence avérée de ce gouvernement et les rivalités personnelles et tribales en son sein, conduiront Ramanantsoa à confier le pouvoir à Richard Ratsimandrava, alors ministre de l'Intérieur. Le 11 février 1975, après seulement six jours passé au faîte de la nation, le nouveau chef de l'État était assassiné... à l'initiative de commanditaires discrets.
(Coll. Océan Indien, série Etudes, 24.50 euros, 232 p.)
ISBN : 978-2-343-05441-4, ISBN EBOOK : 978-2-336-36999-0

COMORES (LES)
Pour une indépendance financière et monétaire de l'archipel
Saïd Abdillah Saïd Ahmed
Préface de Mamdou Koulibaly
Les Comores n'ont pas l'attribut reconnu à tout État souverain, celui de battre la monnaie. Elles ne peuvent être vraiment indépendantes tant qu'elles ne quittent pas la zone franc CFA et ne se dotent pas d'une monnaie nationale. Il s'agit donc pour l'archipel de se diriger vers son indépendance économique, financière et monétaire et de suivre l'exemple positif des pays de l'océan Indien occidental, comme l'île Maurice ou les Seychelles, qui réalisent de belles prouesses économiques.
(Coll. Océan Indien, 19.00 euros, 190 p.)
ISBN : 978-2-343-04025-7, ISBN EBOOK : 978-2-336-36526-8

LA RÉCONCILIATION NATIONALE À MADAGASCAR
Une perspective complexe et difficile
Imbiki Anaclet
Préface de Jean Omer Beriziky
La population de Madagascar est composée officiellement de 18 ethnies ayant eu chacune un royaume indépendant. Les guerres intestines, la guerre d'unification menée par les souverains Mérina successifs et l'introduction du christianisme ont rendu difficile la constitution de la nation malgache malgré une base de culture et de racine de langues communes incontestable. La barbarie des violences coloniales et les différentes crises politiques contemporaines n'ont bien sûr pas favorisé non plus cette émergence.
(49.00 euros, 530 p.)
ISBN : 978-2-343-04147-6, ISBN EBOOK : 978-2-336-36598-5

CAMÉRA REBELLE
Un portrait du réalisateur Benoît Ramampy
Blanchon Karine
Préface du Pr. Françoise Raison-Jourde
Réalisateur atypique et passionné, Benoît Ramampy est né à Ambalavao en 1947, il a traversé les grands événements de son pays, Madagascar. Agitateur pudique mais déterminé, il n'a eu de cesse de vouloir faire des films, offrant au cinéma malgache ses premières récompenses internationales. L'histoire de cette

cinématographie méconnue se déroule sous couvert des relations ambiguës entretenues entre la France et Madagascar.
(Coll. Images Plurielles, 20.00 euros, 200 p.)
ISBN : 978-2-343-05304-2, ISBN EBOOK : 978-2-336-36718-7

FEUILLETONS DES COLONIES (Volume I) Maurice
Des poèmes et feuilletons pour découvrir l'Histoire des Iles-Sœurs Bourbon et Maurice et pour suivre les abolitions de l'esclavage en marche
Textes rassemblés et commentés par Fabienne Jean-Baptiste
Cet ouvrage regroupe des poèmes et récits extraits des journaux de Bourbon et de Maurice de 1817 à 1848. Parus dans la rubrique «feuilletons» des journaux insulaires, ces textes, majoritairement des poèmes, apparaissent comme de fines réparties, réactions aux événements qui bouleversent les colonies dans cette première moitié du XIXe siècle. Au fil des feuilletons, se précisent les mentalités, les marches vers l'abolition de l'esclavage...
(26.00 euros, 222 p.)
ISBN : 978-2-343-02293-2, ISBN EBOOK : 978-2-336-36153-6

FEUILLETONS DES COLONIES (Volume II) Bourbon
Des poèmes et feuilletons pour découvrir l'Histoire des Iles-Sœurs Bourbon et Maurice et pour suivre les abolitions de l'esclavage en marche
Textes rassemblés et commentés par Fabienne Jean-Baptiste
Ce volume donne à découvrir les poèmes écrits par les Créoles et Européens de Bourbon et imprimés dans la presse bourbonnaise de 1820 à 1848. Des commentaires éclairent les allusions aux personnages et faits historiques. Ces feuilletons témoignent des mentalités coloniales en même temps qu'ils tournent une page de l'Histoire réunionnaise, clôturant le chapitre de la société esclavagiste de Bourbon.
(22.00 euros, 220 p.)
ISBN : 978-2-336-30320-8, ISBN EBOOK : 978-2-336-36154-3

CULTURE ET IDENTITÉS : APPROCHES CLINIQUES, SOCIOLOGIQUES ET ANTHROPOLOGIQUES
Kabaro 12, 13
Sous la direction d'Y.-L. Live et J.-F. Hamon
Les identités culturelles constitutives des identités individuelles sont questionnées au travers d'une double approche s'inscrivant dans les champs de la clinique interculturelle, transculturelle et freudienne, de la psychosociologie et de l'anthropologie de la construction identitaire dans des contextes complexes à Madagascar et Mayotte. L'approche clinique est complétée par l'évaluation psychométrique du développement cognitif et de ses troubles en contexte multiculturel à la Réunion.
(16.50 euros, 146 p.)
ISBN : 978-2-343-04194-0, ISBN EBOOK : 978-2-336-36226-7

DÉFENSE ET DÉFENSEURS DE L'ÎLE BOURBON (1665-1810)
Fontaine Olivier
Comment et par qui l'île Bourbon est-elle défendue entre 1665, date de son peuplement officiel et 1881, année de la prise de l'île par les Anglais ? Quelles

stratégies sont successivement élaborées et mises en place ? De quels matériaux et matériels Bourbon bénéficie-t-elle pour sa défense ? La présente étude tente de répondre précisément à ces questions et inventorie tous les obstacles qui pénalisent cette organisation et qui favorisent la conquête de l'île par les Anglais.
(Coll. Chemins de la Mémoire, série Histoire de l'océan Indien, 49.00 euros, 572 p.)
ISBN : 978-2-343-02465-3, ISBN EBOOK : 978-2-336-35333-3

OBSERVATOIRE DE LA VIE PUBLIQUE À MADAGASCAR
SeFaFi - Préface de Jean-Michel Dewailly
Sont réunis ici les communiqués publiés par le SeFaFi (Observatoire de la vie publique à Madagascar) de sa création en 2001 à 2013, fin de la Transition ouverte en 2009. Se démarquant d'une société civile prisonnière du consensus et de la sacralisation du pouvoir, le SeFaFi ne se contente pas de réagir à l'événement ; il observe, analyse, interpelle si nécessaire, et fait part de ses recommandations dès lors que la démocratie et l'État de droit lui semblent être menacés. Cette période est dominée par Marc Ravalomanana, pour s'achever avec l'interminable Transition dirigée par Andry Rajoelina.
(41.00 euros, 434 p.)
ISBN : 978-2-343-03487-4, ISBN EBOOK : 978-2-336-35454-5

CRÉOLISATION, PLURILINGUISMES ET DYNAMIQUES SOCIALES
Conduire des recherches en contexte plurilingue : le cas de Maurice
Tirvassen Rada
Cette étude est un questionnement de l'ensemble des interprétations opérées sur le plurilinguisme mauricien pendant ces trente dernières années. À cet égard, elle interroge la manière dont les sociolinguistes ont conçu leurs objets de recherche, élaboré leurs outils conceptuels et choisi les approches méthodologiques pour faire «du terrain». Elle trace, par ailleurs, des pistes pour d'autres types de recherches sociolinguistiques en contexte plurilingue.
(Coll. Espaces discursifs, 25.00 euros, 248 p.)
ISBN : 978-2-343-03355-6, ISBN EBOOK : 978-2-336-35544-3

EN SUIVANT LES MOUSSONS
Voyageurs et marchands sur les routes de l'Océan indien (IXe-XVIe siècle)
Unali Anna
Dans cette immense zone que l'Océan Indien représente, le fait de suivre les moussons a impliqué, pendant des siècles, de naviguer le long de routes déterminées par les vents périodiques. Au cours de l'année, ceux-ci prennent deux directions alternatives : nord-est et sud-ouest. Ainsi, ce sont les localités d'intérêt commercial qui deviennent les foyers incontournables d'un réseau complexe de relations, assurant le déplacement de quantités importantes de produits, entre des territoires très éloignés les uns des autres...
(Harmattan Italia, 34.00 euros, 312 p.)
ISBN : 978-2-336-30702-2, ISBN EBOOK : 978-2-336-35338-8

L'HARMATTAN ITALIA
Via Degli Artisti 15; 10124 Torino
harmattan.italia@gmail.com

L'HARMATTAN HONGRIE
Könyvesbolt ; Kossuth L. u. 14-16
1053 Budapest

L'HARMATTAN KINSHASA
185, avenue Nyangwe
Commune de Lingwala
Kinshasa, R.D. Congo
(00243) 998697603 ou (00243) 999229662

L'HARMATTAN CONGO
67, av. E. P. Lumumba
Bât. – Congo Pharmacie (Bib. Nat.)
BP2874 Brazzaville
harmattan.congo@yahoo.fr

L'HARMATTAN GUINÉE
Almamya Rue KA 028, en face
du restaurant Le Cèdre
OKB agency BP 3470 Conakry
(00224) 657 20 85 08 / 664 28 91 96
harmattanguinee@yahoo.fr

L'HARMATTAN MALI
Rue 73, Porte 536, Niamakoro,
Cité Unicef, Bamako
Tél. 00 (223) 20205724 / +(223) 76378082
poudiougopaul@yahoo.fr
pp.harmattan@gmail.com

L'HARMATTAN CAMEROUN
BP 11486
Face à la SNI, immeuble Don Bosco
Yaoundé
(00237) 99 76 61 66
harmattancam@yahoo.fr

L'HARMATTAN CÔTE D'IVOIRE
Résidence Karl / cité des arts
Abidjan-Cocody 03 BP 1588 Abidjan 03
(00225) 05 77 87 31
etien_nda@yahoo.fr

L'HARMATTAN BURKINA
Penou Achille Some
Ouagadougou
(+226) 70 26 88 27

L'HARMATTAN SÉNÉGAL
10 VDN en face Mermoz, après le pont de Fann
BP 45034 Dakar Fann
33 825 98 58 / 33 860 9858
senharmattan@gmail.com / senlibraire@gmail.com
www.harmattansenegal.com

L'HARMATTAN BÉNIN
ISOR-BENIN
01 BP 359 COTONOU-RP
Quartier Gbèdjromèdé,
Rue Agbélenco, Lot 1247 I
Tél : 00 229 21 32 53 79
christian_dablaka123@yahoo.fr

Achevé d'imprimer par Corlet Numérique - 14110 Condé-sur-Noireau
N° d'Imprimeur : 130466 - Dépôt légal : juillet 2016 - *Imprimé en France*